Ralph Meyers

ADS ist heilbar

Präzise Diagnose – erfolgreiche Therapie

Ich danke meiner Frau María Angélica, die mir den entscheidenden »Schubs« gegeben hat, das Buch, das vier Jahre in der Schublage lag, zu Ende zu schreiben, und mich in allen Lebenslagen unterstützt mit ihrer Kraft, Liebe und Spiritualität.

So lesen Sie »ADS ist heilbar«

1. Sie haben überhaupt keine Zeit:

Empfehlen Sie das Buch Ihren Studenten oder Patienten und lassen Sie sich berichten.

2. Sie sind Profi und möchte eine kurze Orientierung (1 Min.):

Sie möchten z.B. überprüfen, welche Medikamente für einen Subtyp von ADS/ADHS am besten geeignet sind oder welche Kombination von Medikamenten das Therapieergebnis verbessern kann. Dann schauen Sie sich die Grafik auf Seite 150 an.

3. Sie haben ADS/ADHS und möchten verstehen, worum es geht (30 Min.):

Sie lesen nur das fett Gedruckte und erhalten so einen komprimierten Überblick über den Inhalt des Buches. Wenn Sie über einen speziellen Sachverhalt mehr wissen wollen, lesen sie das Kapitel vollständig. Dafür brauchen sie 10 zusätzliche Minuten.

4. Sie machen sich Sorgen um Ihr Kind und möchte alles lesen (3 Std.):

Nachdem Sie das Buch überflogen haben, vertiefen Sie sich in die einzelnen Kapiteln, sodass Sie das Buch am Ende von vorne bis hinten gelesen haben werden.

5. Sie sind Medizinstudent und möchten alles verstehen (6 Std.):

Lesen Sie das ganze Buch sorgfältig, lesen Sie es noch einmal und wenn Sie es dann auswendig lernen, bestehen Sie auch eine knifflige Prüfung, selbst, wenn Ihr Professor ein strenger Typ ist.

Für alle, die das Gelesene gerne mit Gehörtem ergänzen wollen, gibt es eine Podcast-Serie:

1. Eltern-Gedöns | Leben mit Kindern: Interviews & Tipps zu achtsamer Erziehung
https://youtube.com/watch?v=h0wax57fVyU

2. Was ist ADS/ADHS?
https://youtu.be/aG4DVGWBCdg

3. Welche Auswirkungen hat ADS für Betroffene?
https://youtu.be/isZiJa_ZqVw

4. Die richtige Diagnose von ADS/ADHS
https://youtu.be/rsm_o8pb0F4

5. Persistierende Reflexe und ADS
https://youtu.be/sr7c-OlpDek

6. Welche Behandlungen und Methoden gibt es?
https://youtu.be/LtTKQwsoEwM

Den Youtube-Kanal des Autors finden sie hier:

https://www.youtube.com/channel/UC0MpJzmKmc1fg0XlEVXPfkA/videos

Inhalt

Manche Menschen können ihre Aufmerksamkeit nicht mit der gewünschten Präzision und Ausdauer auf die ihnen gestellten Aufgaben fokussieren. Weil sie schnell abgelenkt sind, fällt es ihnen schwer, Angefangenes zu Ende zu bringen. In Schule, Beruf und Privatleben führt das für die Betroffenen oft zu großen Einschränkungen. Meist wird das Symptom der mangelnden Konzentrationsfähigkeit mit dem Aufmerksamkeitsdefizit-Syndrom, also ADS erklärt. Doch viele Fehlinformationen und Missverständnisse sorgen dafür, dass die Betroffenen nicht immer eine zutreffende Diagnose und auch keine optimale Therapie erhalten. Hier einige von ihnen:

- **»Wer sich nicht konzentrieren kann, hat ADS.« – Falsch.** Viele andere Krankheiten haben dieselben Symptome wie ADS, müssen aber ganz anders behandelt werden. Eine exakte Diagnose ist also unbedingt notwendig, nur so passt die Therapie zum Patienten.
- **»ADS wächst sich ganz von alleine aus.« – Falsch.** Ohne Therapie kann das Gehirn sein Defizit nicht aufholen.
- **»ADS ist nicht heilbar.« – Falsch.** Unter bestimmten therapeutischen Voraussetzungen kann das Gehirn sich weiterentwickeln und fehlende Fähigkeiten lernen. Eine lebenslange Behandlung ist dann nicht notwendig. ADS ist also heilbar.
- **»Es gibt keine objektive Diagnosestellung für ADS.« – Falsch.** Es gibt längst objektive Tests zur Feststellung von Konzentrationsmangel, Flüchtigkeit, Unruhe und Impulsivität. Doch leider stützen sich auch heute noch viele ADS-Diagnosen auf die rein persönliche Einschätzung des Diagnostikers (»Blickdiagnose«).

> Noch fataler für die Betroffenen ist es, wenn sich Psychologen oder Ärzte zu sehr auf die Wahrnehmung von Eltern, Lehrern, Erziehern und Pflegepersonal stützen – also auf die Meinung von Laien!

Die Unsicherheit im Umgang mit ADS erstreckt sich auch auf die Verordnung von Medikamenten und anderen Therapien. Wenn die Diagnose nicht stimmt, wird die auf ihr aufbauende Behandlung kaum einen Nutzen bringen. Die mangelhafte Abgrenzung zu ähnlichen Symptomatiken kann dazu führen, dass ein unwirksames Medikament in der Dosierung noch erhöht wird; im schlimmsten Fall erweisen sich Therapie und Medikation sogar als schädlich. Noch dazu liegen die Therapieentscheidungen oft in der Hand von Menschen, die fachlich nicht ausreichend dazu ausgebildet sind. Bis vor wenigen Jahren wurden beispielsweise 90 Prozent aller Ritalin®-Verordnungen von Nicht-Fachärzten ausgestellt.

Inzwischen hat die Politik reagiert: Bestimmte Medikamente für die Behandlung von ADS dürfen nur noch von Kinder- und Jugendpsychiatern, Kinderärzten mit Zusatzqualifikation sowie Erwachsenenpsychiatern verordnet werden. Doch damit ist das Problem der subjektiven und entsprechend unzuverlässigen Diagnosen und Therapien noch nicht gelöst. Dabei gibt es längst *objektive* Verfahren, die die Konzentrationsfähigkeit mit hoher Messgenauigkeit und Aussagekraft erfassen; sie werden jedoch in Deutschland bisher nur selten angewandt. Das liegt zum einen daran, dass sie auch unter Fachleuten nur wenig bekannt sind, zum anderen daran, dass die meisten von ihnen bis heute nicht von den Krankenkassen erstattet werden. Andere europäische und außereuropäische Länder sind da schon einen Schritt weiter.

Dieses Buch hinterfragt kritisch die geltenden Standards und stellt mit dem OPATUS-CPTa-Testverfahren ein bewährtes Werkzeug für die objektive ADS-Diagnose vor, das zudem von den Krankenkassen erstattet wird. Es wendet sich nicht nur an Kollegen, die in ihren Praxen mit dem Thema ADS immer häufiger in Berührung kommen und sich mit ihm näher beschäftigen möchten. Es will auch Menschen mit ADS und deren Familien informieren. Denn Diagnosen und Therapien lassen sie oft ratlos zurück; ihr Verlangen nach Sicherheit ist groß. Viele Betroffene und deren Angehörige fragen sich: »Ist die Diagnose, mit der ich seit vielen Jahren lebe, wirklich korrekt?« Und auch: »Wie kommt es, dass seit einigen Jahren fast jedes Kind mit gewissen Verhaltensauffälligkeiten an ADS leiden soll?« Meiner Erfahrung nach haben sie sich meist schon so umfassend mit dem Thema ADS beschäftigt, dass wissenschaftliche Begriffe und komplexe Zusammenhänge sie nicht schrecken können.

Das vorliegende Buch soll Klarheit schaffen und seine Leser darin unterstützen, die Qualität von Diagnose und Therapie besser einzuschätzen. Falls nötig ermächtigt es sie, eine fundierte Diagnostik, multimodale Therapie und Therapiekontrolle aktiv einzufordern. Es lohnt sich. Denn nach dreißig Jahren psychiatrischer Tätigkeit mit Kindern, Jugendlichen und Erwachsenen weiß ich: Wenn es sich wirklich um ein ADS handelt und höchste Diagnose- und Therapiestandards angewendet werden, ist diese Krankheit heilbar. Eine lebenslange medikamentöse oder therapeutische Behandlung ist dann nicht mehr nötig.

KAPITEL 1
Fakten gegen das Hörensagen – Der ADS-Check

Das Wichtigste in Kürze:
Konzentration ist die Fähigkeit, unnötige, momentan unwichtige Reize auszufiltern, um sich umso intensiver und aufmerksamer den für die jeweilige Situation wichtigen Informationen zuwenden zu können.

- **Menschen mit ADS leiden an einer verminderten Konzentrationsfähigkeit. Durch eine Lernverzögerung sind sie nicht in der Lage, zwischen wichtigen und unwichtigen Informationen zu unterscheiden.**
- **Die drei Subtypen des ADS sind durch folgende Symptome besonders gekennzeichnet: Unaufmerksamkeit (ADS), Hyperaktivität (ADHS) und eine Kombination aus beidem (Mischtyp).**
- **Es gibt ein objektives Maß für ADS.**
- **Es macht nur Sinn, die Symptomatik zu behandeln, wenn der Betroffene tatsächlich in seiner Lebensqualität beeinträchtigt ist.**

Viele Ungenauigkeiten und auch Fehlinformationen über ADS geistern durch die Medien – leider sind sie auch in Forschung und Wissenschaft immer noch weit verbreitet. Die große Unsicherheit darüber, was ADS überhaupt ist, führt unter anderem dazu, dass manche Kinder sofort in eine Schublade gesteckt werden, sobald sie unaufmerksam und unkonzentriert sind bzw. ein etwas lebhafteres Verhalten zeigen. Andererseits sind da die Erwachsenen, die gar nicht wissen, dass sie ADS haben, und sich nicht erklären können, warum vieles in ihrem Leben ihnen so große Mühe macht. Wer über

ADS reden will, muss also erst einmal für Klarheit sorgen.

ADS ist die Kurzform für den Begriff Aufmerksamkeitsdefizit-Syndrom. Bei ADS im engeren Sinne fällt es den Betroffenen schwer, sich zu konzentrieren und aufmerksam zu bleiben. Von ihrer Umgebung werden sie oft als verträumt wahrgenommen.

ADHS (Aufmerksamkeitsdefizit-Hyperaktivitäts-Syndrom) ist ein Sonderfall von ADS. Auffallend ist die mit einer hohen Impulsivität einhergehende Hyperaktivität. Die mangelnde Impulskontrolle der Betroffenen bedeutet nicht nur, dass sie kaum ruhig auf einem Stuhl sitzenbleiben können. Es fällt ihnen auch schwer, sich an ihre soziale Umgebung anzupassen.

Nicht immer sind ADS und ADHS klar voneinander getrennt. Mehr als die Hälfte der Betroffenen vereinen beide Symptomatiken auf sich (siehe Abbildung 1). Sie gehören der sogenannten Mischform an. Je nach Situation können sie etwas gar nicht mitbekommen, in anderen impulsiv reagieren.

Insgesamt ergibt sich also eine Dreiteilung der ADS-Symptomatik:

- Unaufmerksamer Typ (ADS im engeren Sinne)
- Hyperaktiver/impulsiver Typ (ADHS)
- Mischtyp (ADS/ADHS)

Die genaue Differenzierung dieser ADS-Typen hat großen Einfluss auf die Auswahl der geeigneten Therapieform.

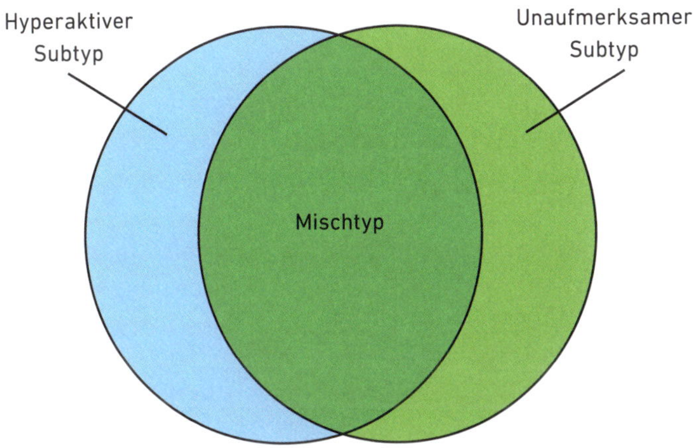

Abbildung 1: *Die drei Untergruppen der ADS-Symptomatik. ADS: Aufmerksamkeitsdefizit-Syndrom; ADHS: Aufmerksamkeitsdefizit-Hyperaktivitäts-Syndrom. Etwa 50 Prozent der von einer Aufmerksamkeitsstörung Betroffenen gehören zum Mischtyp.*

Nicht immer sind die ADS-Symptome in ihrer Ausprägung so tiefgreifend, dass sie einen Betroffenen in seiner Lebensführung spürbar beeinträchtigen. Die Störung kann aber auch so massiv sein, dass ein Mensch stark unter ihr leidet:

- **Auf direkte Art und Weise.** Über unser Hören, Sehen, Schmecken, Riechen und Fühlen wird unser Gehirn im Wachzustand ständig mit einer Unmenge an Informationen konfrontiert. Doch nur ein winziger Teil dieser Informationen ist wichtig für die Situation, in der wir uns befinden. Damit der relevante Teil der Sinneseindrücke sinngebend verarbeitet werden kann – wir uns also konzentrieren können – muss unser Gehirn ca. 99 Prozent der einlaufenden

Informationen ausfiltern und ausblenden. Genau diese Funktion ist bei ADS-Betroffenen beeinträchtigt. Ohne Behandlung müssen sie mit einem ständigen Übermaß an Reizen fertig werden, das dann zum Beispiel zu Rastlosigkeit und Ungeduld, ständiger Müdigkeit, Unzufriedenheit oder Depressivität führt.

- **Aufgrund der psychosozialen Langzeitfolgen.** Weil Betroffene sich oft wegen der Reizüberflutung aus einer Situation ausklinken oder durch Verhaltensauffälligkeit ihre Umgebung nerven und überfordern, tun sie sich schwer damit, sich in Gruppen einzufügen. In Familie und Freundeskreis sowie in Schule, Ausbildung und Beruf eckt ihr soziales Verhalten an. Die Folge ist eine mehr oder weniger starke Ausgrenzung, die ihr gesamtes Leben bestimmen kann. Sogar ihre Gesundheit ist durch verschiedene Ausprägungen des ADS in Gefahr. Der Teil »Lebenslauf mit Hindernissen – Die Folgen von ADS« geht ab Seite 30 genauer auf die Zusammenhänge ein.

Ein immer noch weit verbreitetes Missverständnis lautet, dass nur Kinder unter ADS leiden. Man war lange Zeit der Meinung, dass sich die Störung im Jugendalter »auswächst«. Tatsächlich wandeln sich bestimmte Formen der motorischen Hyperaktivität, die *kein* ADS sind, im Verlauf der Pubertät in eine vorübergehende innere Unruhe um, bevor sie ganz verschwinden. Doch bei einem echten ADS ist das nicht der Fall. Heute weiß man, dass auch viele Erwachsene unter ADS leiden. Sie hatten die Störung zweifellos schon als Kind, doch bei vielen von ihnen wurde sie nicht diagnostiziert.

Fallbeispiel: *Frau Müller ist Mitte fünfzig, ausgebildete Steuerberaterin und Mutter zweier Teenager mit ADS, die bei mir in Behandlung sind. Als die Therapie ihrer Töchter erfolgreich abgeschlossen ist, ist für Frau Müller der Weg frei, wie schon lange geplant wieder in ihren Beruf einzusteigen. Doch in der Zwischenzeit hat sich viel geändert; unzählige fachliche und auch organisatorische Neuerungen muss Frau Müller lernen. Anfangs ist sie sich sicher, dass sie es schaffen wird, im Selbststudium den Stoff aus fast zwei Jahrzehnten nachzuholen. Doch sie muss erkennen, dass sie sich nicht genügend konzentrieren kann. »Das liegt doch nicht nur am Alter?«, fragt sie mich. Tatsächlich hat Frau Müller ein bislang unentdecktes ADS. Während ihrer Ausbildung hat sie die Symptome durch viel Einsatz ausgleichen können, doch heute sind ihre Möglichkeiten begrenzter. Eine entsprechende Behandlung steigert ihre Konzentrationsfähigkeit wieder so weit, dass sie nach einer sehr lernintensiven Zeit wieder als Steuerberaterin arbeiten kann.*

Aus der Praxis kenne ich viele Beispiele von Erwachsenen mit nicht diagnostiziertem ADS, die jahrelang ohne ärztliche Begleitung mit den Symptomen fertig werden mussten. Zu den von ihnen angewandten Strategien, mit der Reizüberflutung fertigzuwerden, gehört zum Beispiel der Gebrauch von Tranquilizern oder auch einfach nur das Feierabendbier, mit deren Hilfe sie herunterdrehen und funktionieren können und – unbewusst – die ADS-Symptomatik sozial verbergen.

Erst seit etwa zwanzig Jahren wird zu ADS im Erwachsenenalter geforscht; trotz einiger Erfolge steckt dieses Fachgebiet immer noch in den Kinderschuhen. Dabei ist der Handlungsbedarf groß. Weltweit sollen 2,8 Prozent der erwachsenen Bevölkerung an ADS leiden. Für Deutschland würde diese Zahl bedeuten, dass von seinen knapp 70 Millionen Einwohnern über 18 Jahren 1,9 Millionen ADS haben. Meiner Einschätzung nach ist diese Zahl nicht zu hoch gegriffen.

Eine Frage der Perspektive – Die Symptome von ADS

Über die Symptome von ADS gibt das *Diagnostic and Statistical Manual of Mental Disorders* (DSM-IV) Auskunft. In dieser Liste sind alle bekannten psychischen Störungen und ihre Symptome zusammengefasst – darunter auch ADS. Es sollte allerdings nicht vergessen werden, dass Leitlinien wie diese immer nur den kleinsten gemeinsamen Nenner großer Gruppen und vieler Meinungen widerspiegeln. In der täglichen Praxis gibt der DSM-Katalog brauchbare Informationen nicht zuletzt in Abrechnungsfragen. Doch sollten sich Mediziner nicht dazu verleiten lassen, sich bei ihrer Diagnose und der zu wählenden Therapieform ausschließlich auf dieses Standardwerk zu verlassen.

Die folgende Übersicht listet die DSM-IV-Kriterien für das Vorliegen einer Aufmerksamkeitsstörung auf. Sind bei einem Menschen in den vergangenen sechs Monaten mindestens sechs der jeweils neun Merkmale aufgetreten, liegt definitionsgemäß eine Unaufmerksamkeit bzw. Hyperaktivität/Impulsivität vor.

Unaufmerksamkeit (ADS)	Hyperaktivität/Impulsivität (ADHS)
1. macht viele Flüchtigkeitsfehler	1. zappelt, rutscht herum
2. ist nicht ausdauernd	2. steht häufig auf
3. scheint nicht zuzuhören	3. läuft herum (Unruhe)
4. erledigt Aufgaben nur unvollständig	4. kann kaum ruhig spielen
5. organisiert schlecht	5. verhält sich häufig wie »getrieben«
6. vermeidet lange geistige Tätigkeiten	6. redet häufig übermäßig viel
7. verliert viele Dinge	7. platzt vorzeitig heraus
8. ist leicht ablenkbar	8. kann nur schwer warten
9. ist vergesslich	9. unterbricht/stört häufig

Diese Tabelle hat es in sich. Denn hinter dieser scheinbar so eindeutigen Auflistung stehen viele Fragezeichen. Was sind denn »viele Flüchtigkeitsfehler«? Fünf Rechtschreibfehler im Diktat? Oder zwanzig? Und wie ungeduldig muss jemand sein, dass man von ihm behaupten kann, er könne »nur schwer warten«?

Schon die Begriffe »Aufmerksamkeit« und »Konzentration«, die ja für das Thema ADS von zentraler Bedeutung sind, sind dehnbar. Denn ob jemand bezüglich seiner Konzentrationsfähigkeit auffällig ist, hängt stark von den verschiedensten Faktoren ab:

- **von seinem kulturellen Umfeld** – in Amerika zum Beispiel legt man ganz andere Maßstäbe an als in Asien,

- **von seiner Gruppenzugehörigkeit** – die Aufmerksamkeitsleistung eines Menschen kann je nach Umfeld völlig unterschiedlich eingeschätzt werden; die Konzentrationsleistung eines Kindes kann zum Beispiel im Sportverein als völlig normal wahrgenommen werden, in seiner Schulklasse aber als signifikant abweichend,
- **von seinem Alter** – von einem Grundschüler wird weniger Konzentrationsfähigkeit erwartet als von einem Erwachsenen,
- **von der Zeit, in der er lebt** – die Ansprüche an die Konzentrationsfähigkeit eines Menschen sind heute andere als noch vor einigen Jahrzehnten.

In diesen Feststellungen liegt ein Höchstmaß an Sprengkraft. Jemand wird als unkonzentriert, also aufmerksamkeits-defizitär bezeichnet, wenn er eine Norm, die für eine Durchschnittsbevölkerung gilt, nicht erfüllt. Diese Norm ist willkürlich gesetzt, noch dazu auf nicht nachvollziehbare, geschweige denn nachprüfbare Weise. Es kann also sinnvoll sein, keine Therapie durchzuführen – selbst dann, wenn ein ADS zweifelsfrei festgestellt wurde.

Fallbeispiel Achim: *Achim, 44 Jahre alt, hat zwei Kinder, die wegen ADS bei mir in Behandlung sind. Wir kommen ins Gespräch und stellen fest, dass auch er an einer leichten Form des ADS leidet: Knapp zwanzig Minuten kann er konzentriert sein, dann baut er stark ab.*

Als Chemieingenieur ist Achim verantwortlich für die Überwachung einer Produktionsanlage. Diese Aufgabe ist mit einer besonderen Konzentrationsanforderung und Verantwortung verbunden. Sein Glück im Unglück ist, dass zufälligerweise die Produktionsabläufe der Anlage jeweils zwanzig Minuten dauern, anschließend wird die Anlage fünf Minuten lang wieder befüllt. Erst dann startet der nächste Durchgang. Diese fünf Minuten genügen ihm für die Erholung, sodass er sich anschließend wieder für zwanzig Minuten konzentrieren kann. Wir entschließen uns, keine Behandlung zu beginnen.

Es ist eine reine Frage der subjektiven Einschätzung, ob jemand ADS hat oder nicht. Im Extremfall könnte jemand die Meinung vertreten, dass wir alle aufmerksamkeits-defizitär sind bzw. dass es ein ADS-Problem gar nicht gibt. Um überhaupt irgendwelche Aussagen machen zu können, haben Wissenschaftler, Mediziner und andere ausgewiesene Fachleute, Interessenvertreter, Betroffene und Nichtbetroffene an runden Tischen die Leitlinien entwickelt, zu denen die oben genannten Merkmale gehören. Sie sollen dem Arzt einen Entscheidungskorridor für Diagnose und Therapie bieten. Anzunehmen, dass diese Leitlinien zu in Stein gemeißelten Verfahren führen, wäre aber ein Missverständnis.

Viele Gründe für dieselbe Störung – Die Ursachen von ADS

Die Ursachen von ADS sind heute weitgehend geklärt. Der Symptomatik liegen immer Lerndefizite zugrunde. Was bedeutet das? Wenn ein Kind zur Welt kommt, hat es einen langen Weg vor sich. Das betrifft nicht nur das körperliche Wachstum der kommenden Jahre, es muss auch sehr vieles lernen – zum Beispiel motorische Fähigkeiten wie das Laufen und Treppensteigen, aber auch soziales Verhalten, Einfühlungsvermögen in andere, das Erkennen von Zusammenhängen, die Fähigkeit, aus der Unmenge an einströmenden Informationen die wesentlichen herauszufiltern, zu speichern und später wieder abzurufen ... Die Liste ist fast endlos lang. Für alle diese Fortschritte müssen sich im Gehirn neue Verknüpfungen bilden. Nicht nur der Körper des Kindes, auch sein Gehirn »wächst« – es lernt, sich in der Welt zurechtzufinden. Gibt es Lerndefizite, sind auch die psychosozialen, emotionalen und motorischen Fähigkeiten unterentwickelt; das Kind bzw. der Jugendliche kann nicht, wie es seinem Alter entsprechend zu erwarten wäre, am sozialen Leben teilnehmen.

Wie kommt es zu den Lerndefiziten? Experten gehen von einer multifaktoriellen Entstehung aus, einem Zusammenspiel von genetischer Ausstattung des Kindes, seinen Belastungen vor allem während Schwangerschaft und/oder Geburt und verschiedenen psychosozialen Faktoren der familiären und schulischen Umwelt. Die Interpretation mancher Studiendaten ist allerdings umstritten, da die Zusammenhänge von Ursache und Wirkung zum Teil unklar sind.

Genetische Ursachen: Vererbung spielt bei ADS eine Rolle. Das Erkrankungsrisiko bei Kindern mit einem an ADS erkrankten Elternteil liegt bei 40 bis 60 Prozent.

Äußere Einflüsse: Hier sind in erster Linie die Geschehnisse vor und während der Geburt zu nennen:

- Schwangerschafts- und/oder Geburtskomplikationen,
- niedriges Geburtsgewicht, Frühgeburtlichkeit,
- Giftexpositionen – insbesondere der vorgeburtliche Kontakt des Kindes mit Alkohol, Nikotin und/oder Drogen. Medikamente können ebenfalls schädigend wirken, zum Beispiel die Gruppe der Benzo-

diazepine, die Bestandteile vieler Beruhigungs- und Schlafmittel sind.

Auch andere Faktoren wie Infektionen und Verletzungen des Gehirns können eine verzögerte Gehirnentwicklung und damit ein ADS begünstigen.

Psychosoziale Faktoren: Wenn die Beziehung der Betreuungspersonen zum Kind dessen Bedürfnisse nicht befriedigt, kann das eine Entwicklungsverzögerung zur Folge haben.

- Nicht nur die Genetik sorgt für ein erhöhtes Risiko für Kinder von Eltern mit ADS; weisen Eltern psychische bzw. ADS-Probleme auf, können ADS-Symptome in den ersten Lebensjahren des Kindes hervorgerufen oder verstärkt werden.
- Mehrere Adoptionsstudien zeigen, dass auch schwere Formen von frühkindlicher Vernachlässigung relevant sind. Kindesmisshandlung und Vernachlässigung tragen zum Schweregrad von ADS bei, sie führen insbesondere zu aggressiven und antisozialen Verhaltensauffälligkeiten.
- Umstände in Kindergarten und Schule können das Ausmaß der Probleme und den weiteren Verlauf erheblich mitbestimmen. So kann es zum Beispiel eine Entwicklungsverzögerung zur Folge haben, wenn ein Kind massiv ausgegrenzt wird, keine Wertschätzung erfährt oder gemobbt wird. Auch eine fehlende Förderung von besonderen Begabungen kann die Entwicklung des Gehirns bremsen.

In allen genannten Fällen ist der Effekt auf das kindliche Gehirn im Prinzip derselbe: Es kommt zu einer Verminderung der Lernleistung des Gehirns.

Neurotransmitter im Ungleichgewicht – Was bei ADS im Gehirn passiert

Das Lerndefizit im Gehirn bei ADS geht auf Veränderungen im Stoffwechsel zurück. Bestimmte Neurotransmitter liegen in einem **Über- oder Unterangebot** vor und sorgen so für Fehlfunktionen. Die Betroffenen leiden an einer gestörten Selbstregulation. Die folgenden Seiten geben einen groben Überblick über dieses Thema, denn es beeinflusst die Auswahl der Medikation (siehe auch Kapitel 4). Leserinnen und Leser, denen die Darstellung und Sprache zu fachlich ist, können auf Seite 30 fortfahren.

Zur Funktionsweise der Signalübertragung im Gehirn: Wie ungeheuer komplex die Verknüpfungen im Gehirn sind, lässt sich schon daran sehen, dass jede einzelne Nervenzelle Signale von tausenden anderen Zellen empfangen und sie an tausende weitere Zellen weiterleiten kann. Die Art und Weise der Signalweiterleitung ist im Prinzip fast immer dieselbe (siehe Abbildung 2): Wenn Nervenzellen angeregt werden, wandert ein elektrisches Signal von ihren Dendriten, die das Signal empfangen haben, über die Zelloberfläche bis zu den Enden des Axons, den sogenannten Synapsen. Von hier aus muss das Signal auf die nächste Zelle weitergeleitet werden. Die Nervenzellen berühren sich jedoch nicht, zwischen ihnen befindet sich der Synapsenspalt, den das elektrische Signal nicht überwinden kann. Die Übertragung des Reizes von einer Nervenzelle zur nächsten findet mithilfe von Neurotransmittern statt. Diese chemischen Substanzen stehen als Botenstoffe innerhalb der Nervenzelle auf Vorrat zur Verfügung. Läuft ein Signal ein, werden die Transmitter in den synaptischen Spalt freigesetzt, von wo aus sie die Membran der folgenden Nervenzelle erreichen. Dort docken sie kurzzeitig an bestimmte Rezeptoren an und lösen – je nach Transmitter- bzw. Rezeptortyp – eine anregende oder auch hemmende Reaktion aus. Das Signal wird nun in der Folgezelle wieder auf elektrischem Wege weitergeleitet, bis die nächste Synapse kommt. Wo das Signal bereits übertragen wurde, wird der Transmitter wieder zurück in den Synapsenspalt entlassen und wieder in seiner »Heimat-Nervenzelle« aufgenommen. Der Weg ist dann frei für eine neue Signalübertragung.

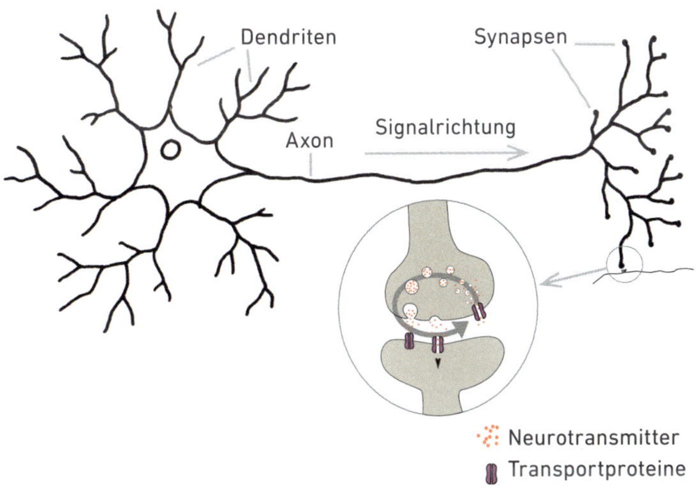

Abbildung 2: *Schema einer Nervenzelle mit Dendriten, die das elektrische Signal empfangen, und den am Axon befindlichen Synapsen, die es per Transmitter an die Folgezelle weitergeben.*

Jede Nervenzelle ist auf einen bestimmten Botenstoff spezialisiert (selten auch auf mehrere). Je nach Transmittertyp werden die Signale durch unterschiedliche

Nervenbahnen mit jeweils ganz unterschiedlichen Funktionen übertragen. Im Zusammenhang mit ADS spielen die Neurotransmitter Dopamin und Noradrenalin eine große Rolle. Auch die Rolle des Botenstoffs Serotonin ist bekannt; merkwürdigerweise wird sie oft vernachlässigt.

- **Dopamin** steuert das Verlangen nach Belohnung und sorgt so für Motivation und Konzentrationsfähigkeit. Bei ADS wird Dopamin schneller als gewöhnlich abgebaut, das Gehirn der Betroffenen ist dann nicht ausreichend mit diesem Neurotransmitter versorgt.
- **Noradrenalin** – Dopamin ist die Vorstufe von Noradrenalin. Nur bei einem ausgewogenen Verhältnis von Dopamin und Noradrenalin ist die Aufmerksamkeit eines Menschen fokussiert, er kann kontrolliert und überlegt reagieren. Ist das Konzentrationsverhältnis gestört, sind die Betroffenen nur eingeschränkt in der Lage, sich zu konzentrieren. Schnelle Änderungen im Umfeld überwältigen sie und werfen sie aus der Bahn.
- **Serotonin** hat eine zentrale Bedeutung für die Gefühlsmodulation. Dass Emotionen großen Einfluss auf die Konzentrationsfähigkeit eines Menschen haben, kennt jeder aus eigener Erfahrung. Unter Stress, bei Wut oder auch bei Traurigkeit ist es kaum möglich, sich zu fokussieren. Wenn wir dagegen mit Freude und/oder froher Erwartung an eine Aufgabe herantreten, sind wir ungewöhnlich konzentriert und arbeiten effektiv. Insgesamt wirkt Serotonin übergeordnet motivierend und konzentrationslenkend.

Man weiß nicht nur, dass beim Thema ADS bestimmte Neurotransmitter von besonderer Bedeutung sind, auch die Orte, an denen sich das Zuviel oder Zuwenig an diesen Botenstoffen bemerkbar macht, sind bekannt. Vor allem zwei Bereiche im Gehirn sind davon betroffen, dass sie durch ein Über- oder Unterangebot an Transmittern in ihrer Funktion beeinträchtigt sind.

Der **präfrontale Cortex** steuert unter anderem Aufmerksamkeit, Konzentrationsvermögen und die Fähigkeit, sich auf sich ändernde Situationen einzustellen. Sind hier die Neurotransmitter Dopamin und Noradrenalin nicht in einer aufeinander abgestimmten, ausgewogenen Konzentration vorhanden, führt dies zu den ADS-typischen Verhaltensweisen: Die Betroffenen sind schnell abgelenkt, wenig konzentrationsfähig, impulsiv und kommen nicht gut mit unvorhergesehenen Situationen klar.

Die **Basalganglien** im Inneren des Großhirns steuern unter anderem die Motivation eines Menschen. Im Wesentlichen ist bei ADS ein bestimmter Teil der Basalganglien betroffen, das sogenannte Striatum. Hier werden Bewegungsabläufe kontrolliert und zielgerichtete Entscheidungen getroffen. Es ist aber auch für Emotionen und Motivation verantwortlich. Darüber hinaus leitet das Striatum Informationen, die zum Beispiel über die Sehrinde eintreffen, zum visuellen Kurzzeitgedächtnis weiter. Auch hier sorgt ein gestörtes Transmitter-Verhältnis für Unruhe: Weil der Zugriff auf vorhandene Fähigkeiten und Informationen gestört ist, tun sich die Betroffenen mit ihrer vorausschauenden Handlungsplanung schwer.

Diese Darstellung der Funktionsweise von Neurotransmittern ist natürlich grob vereinfacht. Keinesfalls soll sie die Vorstellung hervorrufen, man müsse nur per Medikamentengabe dafür sorgen, dass das Gehirn mit einer passenden Menge an Botenstoffen versorgt wird, und schon wären alle Probleme gelöst. Die Steuerung des Gehirns ist sehr viel komplexer, als es scheinbar einfache Zusammenhänge vorgaukeln.

- Bei ADS sind die Transmitter Dopamin und Serotonin oft in zu geringen Konzentrationen vorhanden – aber nicht immer.
- Viele Transmitter kommen auch an ganz anderen Stellen im menschlichen Körper vor als im synaptischen Spalt.
- Ihre Effekte auf die Psyche sind nicht eindeutig auf einer »Gut-Schlecht-Skala« einzuordnen. So wirkt das »Glückshormon« Serotonin zwar anregend, kann aber auch Ursache für Beunruhigung und Angst sein.

Lebenslauf mit Hindernissen – Die Folgen von ADS

ADS wächst sich nicht von allein in der Pubertät aus. In unbehandelter Form bleibt den Betroffenen ihre Aufmerksamkeitsstörung ein Leben lang als Leitsymptom erhalten. Aus dem Kind, das Schwierigkeiten in der Schule hatte, wird ein Erwachsener, dem es zum Beispiel schwer fällt, seine Arbeit zu organisieren. Im Lauf der Zeit nehmen die Komorbiditäten, also die durch ADS hervorgerufenen bzw. verstärkten Begleiterkrankungen, sogar zu. Sie sind in Kapitel 3 aufgeführt.

Bleibt ein ADS unerkannt und/oder wird es nicht adäquat behandelt, kann das weitreichende Folgen in den verschiedensten Lebensbereichen haben. Die Auswirkungen betreffen nicht nur die Patienten selbst, sondern auch ihre Familien und ihr soziales Umfeld.

- **In Schule, Ausbildung und Beruf:** Bei den Betroffenen treten Schulverweise und Schulabbrüche gehäuft auf, insgesamt ist ein vergleichsweise niedriger Bildungsabschluss zu erwarten. Sie neigen auch zu vermehrten Ausbildungsabbrüchen. Dazu kommen häufigere Krankheitsfehltage und Arbeitsplatzwechsel sowie Zeiten der Arbeitslosigkeit, die zu einem insgesamt niedrigeren Einkommen führen. Darunter leiden nicht nur die Menschen mit ADS-Symptomatik, auch für die Unternehmen und die Gesellschaft ergeben sich hohe Einbußen.
- **In der Familie:** Ohne Anleitung durch Eltern-Kind-Kurse kommen Eltern von ADS-Kindern schnell an ihre Grenzen. Wird eine Familie durch die Symptomatik eines Kindes mit ADS belastet, sind fast immer Paarkonflikte die Folge. Die signifikant höhere Trennungs- und Scheidungsrate führt dazu, dass am Ende meist die Mütter als Alleinerziehende die Probleme mit ihrem Kind schultern müssen. ADS fördert auch die Rivalität unter Geschwistern. Oft liegt ja die größte Aufmerksamkeit der Familie auf dem ADS-Kind, seine Geschwister kommen dann zu kurz und fühlen sich benachteiligt.
- **Soziales Verhalten:** ADS kann affektive Störungen und damit Störungen des Sozialverhaltens zur Folge haben. Die höhere Wahrscheinlichkeit für antisoziales Verhalten unter ADS-Betroffenen führt unter anderem zu einer höheren Kriminalitätsrate. Eine schwedische Studie zeigte, dass sie bei Männern mit ADS etwa viermal höher liegt als in der Gesamtbevölkerung. Eine weitere Auswirkung auf das soziale Leben von ADS-Betroffenen ist der auffallend häufige Partnerwechsel, der sich auch in einer erhöhten Trennungs- und Scheidungsrate ausdrückt. Im Ver-

gleich zur Gesamtbevölkerung gehäuft auftretende unerwünschte Schwangerschaften und Abtreibungen zählen ebenfalls zu den Folgen von ADS.

- **Gesundheit:** Im Vergleich zu Gleichaltrigen besitzen Jugendliche mit ADS ein signifikant höheres Risiko für die Entwicklung einer Suchterkrankung: In einer Studie aus dem Jahr 2014 war es im Vergleich zur Kontrollgruppe um etwa das Fünffache erhöht (Kontrollgruppe 4,5 Prozent, ADS-Betroffene 23,7 Prozent). Neben einem *häufigeren* Drogen- und Alkoholmissbrauch wird auch ein *früherer* Drogeneinstieg beobachtet. Weitere Gründe für das erhöhte Gesundheitsrisiko der ADS-Betroffenen sind die relativ häufigen Ansteckungen mit Geschlechtskrankheiten. Auch die Gefahr, unter einer Depression oder Angststörung zu leiden, ist bei ihnen erhöht. Sogar eine signifikant erhöhte Mortalitätsrate im Erwachsenenalter ist zu beobachten: Das ausgeprägte Risikoverhalten hat eine relativ hohe Anzahl an unnatürlichen Todesfällen zur Folge, überwiegend handelt es sich um Verkehrsunfälle.

Abbildung 3 fasst all diese Folgen von ADS zusammen.

ADS

Schule und Beruf

- ↗ Schul- und Ausbildungsabbrüche
- ↘ Höhe des Bildungsabschlusses
- ↗ Fehltage durch Krankheit
- ↗ Arbeitsplatzwechsel
- ↗ Arbeitslosigkeit
- ↘ Einkommen

Soziales Verhalten

- ↗ Antisoziales Verhalten
- ↗ Partnerwechsel
- ↗ Risikoverhalten
- ↗ Kriminalitätsrate
- ↗ Frühschwangerschaften

Gesundheit

- ↗ Suchtrisiko (Drogen, Alkohol)
- ↗ Früher Drogeneinstieg
- ↗ Depression und Angststörungen
- ↗ Geschlechtskrankheiten
- ↗ Verkehrsunfälle

Familie

- ↗ Geschwister kommen zu kurz
- ↗ Paarkonflikte bei den Eltern
- ↗ ADHS-Kinder werden in Haushalten mit Alleinerziehenden groß

Abbildung 3: *Auswirkungen von ADS bei Erwachsenen*. Sie gelten für alle drei ADS-Typen (ADS, ADHS und Mischtyp); bei hoher Impulsivität (ADHS) sind die Effekte besonders stark ausgeprägt.*

Weiterführende Literatur zum Thema ADS allgemein

1. Barkley, R. A. et al.: ADHD in adults. What the science says. New York: Guilford Press 2010.
2. Chang, Z. et al.: Stimulant ADHD medication and risk for substance abuse. J Child Psychol Psychiatry 2014;55(8):878-885.

* *Modifiziert nach Barkley, R. A. et al.: ADHD in adults. What the science says. New York: Guilford Press 2010.*

3. Dalsgaard, S. et al.: Mortality in children, adolescents, and adults with attention deficit hyperactivity disorder: a nationwide cohort study. Lancet 2015;385(9983):2190-2196.
4. Döpfner, M. et al.: Aufmerksamkeitsdefizit-/Hyperaktivitätsstörungen (ADHS). 2. Aufl. Göttingen: Hogrefe Verlag 2013.
5. Fayyad, J. et al.: The descriptive epidemiology of DSM-IV Adult ADHD in the World Health Organization World Mental Health Surveys. Atten Defic Hyperact Disord 2017:9(1):47-65, doi: 10.1007/s12402–016–0208–3.
6. Langley, K. et al.: Adolescent clinical outcomes for young people with attention-deficit hyperactivity disorder. Br J Psychiatry 2010;196:235–240.
7. Levy, S. et al.: Childhood ADHD and risk for substance dependence in adulthood: a longitudinal, population-based study. PLoS One 2014;9(8): e105640.
8. Lichtenstein, P. et al.: Medication for attention deficit-hyperactivity disorder and criminality. N Engl J Med 2012;367(21):2006-14.
9. Linden, M. und Weddigen, J.: Teilleistungsstörungen/MCD und ADHS im Erwachsenenalter. Der Nervenarzt 2016;87(11):1175-1184.
10. Quinn, P. D. et al.: ADHD medication and substance-related problems. Am J Psychiatry 2017(9):877-885, URL: https://ajp.psychiatryonline.org/doi/10.1176/appi.ajp.2017.16060686 [Stand: 07.09.2022].
11. Rutter, M. et al.: Effects of profound early institutional deprivation: An overview of findings from a UK longitudinal study of Romanian adoptees. Eur J Dev Psychol 2007;4:332–350.
12. Thapar, A. et al.: What have we learnt about the causes of ADHD? J Child Psychol Psychiatry 2013;54(1):3-16.
13. Produktmonographie Medikinet® adult, MEDICE Pharma 2014. URL: https://www.medice.de/produkte/adhs-erwachsene/medikinet-adult [Stand: 07.09.2022].
14. Neurologen und Psychiater im Netz: Ursachen von ADHS. URL: www.neurologen-und-psychiater-im-netz.org [Stand: 13.04.2019].

KAPITEL 2
Von der Untersuchung zur Diagnose

Das Wichtigste in Kürze:

- **Konzentrationsstörungen, Verträumtheit, Impulsivität und Hyperaktivität weisen nicht immer auf ein klassisches ADS hin – es gibt auch andere Erklärungen dafür.**
- **ADS-Diagnosen werden oft vorschnell getroffen.**
- **Der OPATUS-CPTa-Test gibt objektiv Auskunft darüber, wie unruhig, impulsiv und unaufmerksam ein Proband ist, und ist damit ein wertvoller Bestandteil der Diagnostik.**
- **Mit einer zutreffenden Eingangsdiagnose ist es nicht getan. Im Verlauf der Behandlung muss sie überprüft und die weitere Entwicklung im Auge behalten werden.**
- **Das Ziel der Behandlung ist immer eine Verbesserung des Befunds, möglichst bis zur Beschwerdefreiheit.**

Im ärztlichen Gespräch (Anamnese) fragt der Arzt gezielt nach Lebensumständen und Beschwerden des Patienten. In der darauf folgenden Untersuchung (Inspektion) macht er sich ein Bild und kommt zu einer Diagnose. Alle Informationen, die in einer präzisen und umfassenden Anamnese und Inspektion gewonnen werden, sind für Diagnose und entsprechende Behandlungsplanung wesentlich. Das gilt für Patienten im Kindergartenalter genauso wie für Jugendliche und auch erwachsene Patienten.

Entscheidend für die Anamnese ist nicht nur die fachliche Qualifikation des Arztes. Um sie durchzuführen, muss er mit »schwierigen« Patienten gut umgehen können. In der Hektik des Praxisalltags geht oft verloren, dass das Kind oder der Jugendliche sich in einem bestimmten Entwicklungsalter befindet. Ihre Gehirne haben bestimmte Entwicklungsaufgaben schon durchschritten, andere liegen noch vor ihnen, oder sie befinden sich gerade mitten in einer neuen Entwicklungsphase. Dazu kommt, dass manche Menschen mit Verdacht auf ADS besonders ängstlich oder angespannt sind. Sie können auch einfach nur sehr jung, minderbegabt oder aus anderen Gründen nicht belastbar sein. Hier ist das Einfühlungsvermögen des Mediziners gefragt. Wenn der Patient einen schlechten Tag hat, kann es durchaus sinnvoll sein, den Untersuchungstermin abzubrechen und einen neuen Termin zu vereinbaren.

Insgesamt gilt, dass nicht nur der Patient dem Arzt vertrauen muss. Voraussetzung für eine erfolgreiche Therapie ist auch, dass der Arzt dem Patienten vertraut. Er hört ihm zu und ist bereit, das ihm Mitgeteilte ernst zu nehmen.

Die Eingangsuntersuchung

Wenn ein Patient mit bestehender ADS-Diagnose neu in meine Praxis für Kinder- und Jugendpsychiatrie kommt, beruhen Diagnose, Indikationsstellung sowie Dosisentscheidungen nur selten auf einer soliden Grundlage. Mangels ausführlicher Differentialdiagnose sind Fehldiagnosen entsprechend häufig. Die Gründe dafür sind immer dieselben:

- Standards für eine Eingangsdiagnostik fehlen. Selbst die offiziellen Leitlinien gehen davon aus, dass es keine objektive Messung von ADS gibt.

- Im Praxisalltag haben wir es immer noch mit subjektiven Beurteilungsskalen zu tun, die sich zum Teil auf die Aussagen von Laien stützen – also von Eltern, Lehrern, Erziehern, Pflegepersonal usw.
- Es werden viel zu häufig reine Blickdiagnosen gemacht, das bedeutet, dass eine körperliche und neurologische Untersuchung fehlt. Es kommt sogar vor, dass Diagnosen allein auf der Grundlage von Fremdbeurteilungsbögen erstellt werden.
- Nur selten liegen eine ausführliche Differentialdiagnostik und die Berücksichtigung von eventuell bestehenden Begleiterkrankungen vor.
- Auch Begleitbehandlungen und deren potentielle Nebenwirkungen gehen oft nicht in die Diagnose mit ein. Teilweise geschieht das, weil sie gar nicht bekannt sind. Ein Arzt, der nicht explizit nachfragt, läuft zum Beispiel Gefahr, dass eine Patientin die Pille nicht erwähnt, wenn sie die von ihr regelmäßig eingenommenen Medikamente aufzählt.

Meiner Erfahrung nach sind wir noch Meilen von einer qualifizierten ADS-Diagnostik und Therapiebegleitung entfernt. Jeder Arzt und jeder Psychologe strickt an seiner eigenen Methode, um zu einer Diagnose zu kommen. Sogar in Zulassungsstudien für ADS-Medikamente meint man, sich auf sehr ungenaue subjektive Methoden beschränken zu müssen. Objektive Messverfahren werden kaum eingesetzt, obwohl es sie – zum Beispiel in Form des OPATUS-Tests – bereits gibt.

Die ADS-Diagnostik darf sich keinesfalls auf oberflächliche Tests und dem Einholen von Fremdeinschätzungen beschränken. Es ist bei der Eingangsuntersuchung von größter Wichtigkeit, dass der Arzt seinen

Patienten ganzheitlich betrachtet und auf möglichst viele Signale hört und achtet:

- Ein **Konzentrationstest** ist bei Verdacht auf ADS für die Diagnosestellung von zentraler Bedeutung. Konzentrationsfähigkeit ist die Fähigkeit, Reize zu filtern. Das heißt: unnötige, momentan unwichtige Daten werden vom Gehirn ausgeblendet, damit es umso intensiver, konzentrierter und aufmerksamer die für die jeweilige Situation wichtigen Informationen aufnehmen kann. Es liegt auf der Hand, dass so ein Test bei der Ausübung einer langweiligen Routinetätigkeit gemessen und beurteilt werden muss, also nicht bei einer Aufgabe, für die der Patient hoch motiviert ist. Ein Spiel, das er gewinnen will, oder eine Aufgabe, die er gerne lösen möchte, eignen sich nicht zur Messung der Konzentrationsfähigkeit.
- Die **körperliche Untersuchung** umfasst nicht nur die Messung von Körpergröße und Gewicht. Sie fragt darüber hinaus nach sämtlichen somatischen Symptomen. Selbst für qualifizierte Fachleute hält diese somatische Differentialdiagnose eine Menge an Fallstricken bereit. So kann der immer wieder in den frühen Morgenstunden auftretende Kopfschmerz ein Schlüsselsymptom für ADS sein, und der Kopfschmerz, der im Laufe des Schulvormittags entsteht, eine ganz andere Ursache haben. Abdominelle Beschwerden wie Bauchweh, Verstopfung, Übelkeit oder auch Durchfälle können mit einem ADS zusammenhängen, aber auch auf andere Auslöser als das vermutete ADS zurückgehen. Als hilfreich erweisen sich oft auch EKG und Blutdruckmessung; dazu kommen orientierende Laboruntersuchungen: kleines Blutbild, Leberwerte, die Schilddrüsenwerte TSH, fT3 und fT4, Eisen/Ferritin sowie Vitamin D.

- Auch eine gründliche **neurologische Untersuchung** ist Teil einer umfassenden Diagnose. Der untersuchende Arzt macht sich ein Bild von Grob- und Feinkoordination, Muskeleigenreflexen, Muskulatur in Tonus und grober Kraft. Seh- und/oder Hörstörungen bzw. Wahrnehmungsstörungen weiterer Sinne sind ebenfalls abzuklären. Die Koordination von Körperwahrnehmung und Körpereigenwahrnehmung sowie das Vorliegen von persistierenden frühkindlichen Restreflexen wird untersucht. Im Einzelfall können EEG und MRT hinzukommen.
- **Psychiatrische Untersuchung:** Konzentrationsstörungen werden nicht immer durch ein ADS verursacht. Ein Psychiater kann bei der Eingangsuntersuchung die in Frage kommenden psychischen Erkrankungen mit ähnlicher Symptomatik (siehe Kapitel 3) abklären. Kinderärzte, Hausärzte und andere Mediziner, die nicht auf die Psychiatrie spezialisiert sind, sollten diese Möglichkeit zumindest im Hinterkopf behalten. Sie können zum Beispiel darauf achten, ob zum Untersuchungszeitpunkt eine Einschränkung der Stimmungslage oder auch eine Beeinflussung der Konzentrationsfähigkeit etwa durch Medikamente, Drogen etc. vorliegt.
- Grundsätzlich ist es sinnvoll, bei Verdacht auf ADS einen **Intelligenztest** durchzuführen. Denn leicht passiert es, dass beispielsweise eine Minderbegabung mit ADS-Symptomen verwechselt wird. Der Intelligenztest muss natürlich auf die Möglichkeiten des Patienten zugeschnitten sein; durch länger dauernde Verfahren kommen häufig Messfehler zustande. Ich habe immer wieder feststellen müssen, dass ein Intelligenztest von mehreren Stunden Dauer durchgeführt wurde mit der dann folgenden Fehldiagnose,

der Proband habe kein ADS, sondern sei minderbegabt. Bei Hochbegabten kommt es ebenfalls schnell zu Fehldiagnosen: Unter Umständen ist das Ergebnis ihres Konzentrationstests unauffällig, weil sie trotz ihres ADS noch der Durchschnittsnorm der Allgemeinbevölkerung entsprechen. Objektiv leiden sie aber unter ihrem Problem.

- Wesentlich ist auch eine orientierende **orthopädische Untersuchung**: Ist der Körper in seiner Haltung symmetrisch oder asymmetrisch? Gibt es Hinweise auf Fehlstellungen im Bereich von Becken oder Schulter, auf Beinlängendifferenzen, Verschiebungen oder Blockaden einzelner Wirbel, vor allem des Atlasgelenks? Oft stehen solche Blockaden und Fehlstellungen in Zusammenhang mit Schwierigkeiten während der Geburt.
- **Außergewöhnliche Geschehnisse während Schwangerschaft und Geburt** könnten den Patienten in seiner Entwicklung beeinträchtigt haben oder noch beeinträchtigen. Um sich hier Klarheit zu verschaffen, muss der Arzt mehr tun, als einen Blick in das gelbe Heft der Vorsorgeuntersuchungen beim Kinderarzt zu werfen. Erst im intensiven Gespräch mit dem Betroffenen oder, wenn es sich um ein Kind oder einen Jugendlichen handelt, mit der Mutter bzw. den Eltern, kann der Arzt sich ein umfassendes Bild machen. Tatsächlich erzählen Patienten, bei denen ADS vermutet wird, bzw. deren Eltern oft von Sorgen oder Belastungen während der Schwangerschaft, von Zwischenblutungen, von vorzeitigem Blasensprung und vorzeitiger Wehentätigkeit, von Hektik oder mangelnder Versorgung in der Zeit um die Geburt herum, von absinkenden kindlichen Herztönen, von Medikamentengaben in der

Schwangerschaft oder bei der Geburt. Im Abschnitt »Persistierende frühkindliche Reflexe« ab Seite 87 gehe ich auf dieses Thema genauer ein.

- Eine **Familienanamnese** bezüglich vererbbarer Erkrankungen darf bei der Erstuntersuchung nicht fehlen. Besonders Stoffwechselerkrankungen wie Diabetes mellitus oder Schilddrüsenerkrankungen fallen hier ins Gewicht. Auch die Familiensituation, in die der Patient eingebettet ist, ist von Bedeutung. Gibt sie dem Patienten Halt oder verunsichert sie ihn? Wird er von seinem Umfeld gefördert oder überfordert?

Eigene Standards in der anschließenden testpsychologischen Diagnostik

In meiner Praxis besteht eine Testbatterie immer aus drei Testteilen, die dem Alter der Patienten entsprechend eingesetzt werden. Ist der Patient mindestens 14 Jahre alt, kann auch ein Selbstbeurteilungsbogen dazukommen.

1. Intelligenztest – Vorrang haben möglichst genaue, aber kurze Verfahren, da es vorerst nur um eine ungefähre Bestimmung des Intelligenzniveaus geht und nicht um eine Differenzierung verschiedener Unterfertigkeiten. Wie weiter oben bereits beschrieben, kann die Leistung von Menschen mit einer verminderten Aufmerksamkeitsfähigkeit fehlinterpretiert werden, wenn der Intelligenztest zu lange dauert.

2. Konzentrationstest – Er gibt Aufschluss über das Ausmaß der Störung und welchem ADS-Typ (unaufmerksam, hyperaktiv oder Mischform) der Patient zuzuordnen ist.

3. Projektiver Test – Er verrät dem behandelnden Arzt etwas über die Stimmungslage und die Ängste des Patienten und vermittelt ihm einen Einblick in das Unterbewusste.

4. Selbstbeurteilungsbögen – Die Aussagekraft von Fragebögen, die die Patienten ausfüllen, ist nur relativ; nicht immer können sie sich selbst gut einschätzen. Die Bögen ergänzen aber das Gesamtbild.

In meiner Praxis haben sich die folgenden Testbatterien bewährt:

Testbatterie für Kinder von 3 bis 6 Jahren

- Intelligenztest: alternativ SNO, K-ABC, CFT1 oder WPPSI
- Konzentrationstest: OPATUS CPTa für 3- bis 6-Jährige
- Projektiver Test: alternativ Sceno-Test oder Familie in Tieren

Testbatterie für Kinder von 6 bis 9 Jahren

- Intelligenztest: CFT1
- Konzentrationstests: OPATUS CPTa für 6- bis 12-Jährige
- Projektiver Test: alternativ Sceno, Familie in Tieren oder TET, SSF

Testbatterie für Kinder von 9 bis 12 Jahren

- Intelligenztest: CFT1 / CFT 20 (ab 9 Jahren)

- Konzentrationstests: OPATUS CPTa für 6- bis 12-Jährige und d2-Test (*paper pencil version*) ab 9 Jahren
- Projektiver Test: alternativ Sceno, Familie in Tieren oder TET, SSF

Testbatterie für 12- bis 18-Jährige

- Intelligenztest: alternativ CFT20 oder WISC
- Konzentrationstests: OPATUS CPTa für 12- bis 18-Jährige und d2-Test
- Projektive Tests: alternativ Familie in Tieren, SSF, TET oder FBT
- Selbstbeurteilungsbogen: FPI-R (ab 14 Jahren)

Testbatterie für über 18-Jährige

- Intelligenztest: alternativ CFT20, HAWIE oder AID
- Konzentrationstests: OPATUS CPTa für Erwachsene (über 18 Jahre) und d2-Test
- Projektive Tests: alternativ SSF, FBT oder TET
- Selbstbeurteilungsbögen: FPI-R und SBB

Das Messverfahren OPATUS CPTa

In meiner Praxis ist der OPATUS-CPTa-Test zur objektiven Messung von Konzentration und Aktivität ein wichtiger Bestandteil der Testpakete für alle Altersgruppen; seine Aussagekraft wurde in verschiedenen klinischen Studien bestätigt. Er bietet ein schnelles und genaues Verfahren zur Unterstützung der Diagnosestellung und für Verlaufskontrollen unter Behandlung des ADS. Seine Kosten sind durch die normalen Kassenleistungen für Konzentrationsteste gedeckt (EBM 35601).

Der OPATUS CPTa ist erhältlich als App, die auf iPhones, iPods und iPads läuft. Gedacht ist er für Ärzte, Wissenschaftler in der Forschung sowie für Betroffene. Die verschiedenen Versionen sind für Patienten vom Alter von drei Jahren bis ins Senium abgestimmt. Seine Durchführungszeit variiert zwischen acht Minuten für Kleinkinder, sechzehn Minuten für Kinder zwischen sechs und zwölf Jahren und zwanzig Minuten für ältere Probanden. Die Kurzergebnisse dienen einer ersten Orientierung und sind für alle Anwender kostenfrei erhältlich. Die vollständige Auswertung inklusive einer grafischen Befundung ist nur für Profis erhältlich.

Und so wird der Test durchgeführt: Der Proband hält das iPhone bzw. iPod mit beiden Händen. Weil die Geräte ihre Lage im Raum bestimmen können, nehmen sie das Bewegungsmuster des Probanden auf (der Bewegungssensor von iPads ist weniger sensibel; sie eignen sich zwar für die Präsentation des Tests, nicht aber für eine Durchführung).

Auf dem Bildschirm wird in rascher Abfolge entweder ein leerer Kreis oder eine Art Zielscheibe sichtbar; beide Symbole haben in der Version für 6- bis 12-Jährige dieselbe Größe. Wenn der Proband die Zielscheibe sieht, soll er mit dem Daumen seiner Schreibhand den Bildschirm berühren, erscheint der Kreis, darf er den Bildschirm nicht berühren. Die Aufgaben für 3- bis 6-Jährige und für über 12-Jährige weichen davon ab und sind leichter und langsamer (3-6) oder schneller (>12 J.).

Das OPATUS-Programm nimmt eine Vielzahl an Parametern auf, Abbildung 4 zeigt eine typische Profi-Auswertung eines 16-minütigen OPATUS-CPTa-Tests.

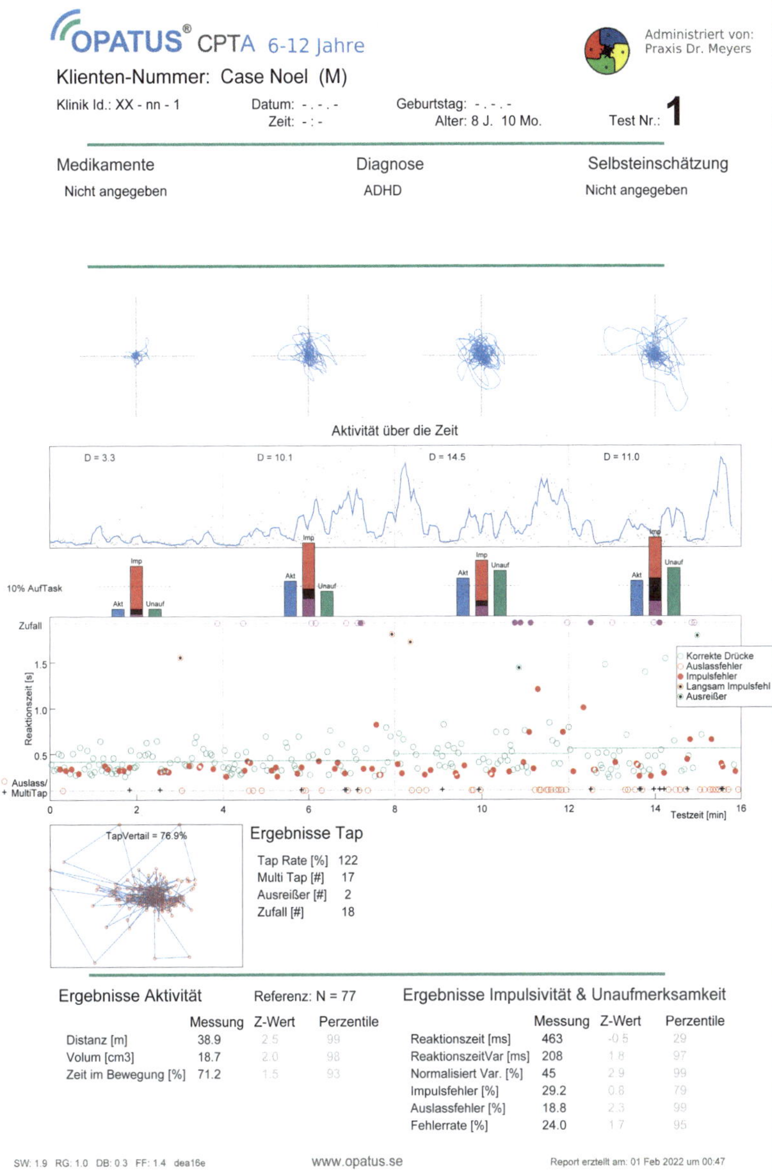

OPATUS® CPTA 6-12 Jahre

Administriert von: Praxis Dr. Meyers

Klienten-Nummer: Case Noel (M)

Klinik Id.: XX - nn - 1 | Datum: - . - . - | Zeit: - : - | Geburtstag: - . - . - | Alter: 8 J. 10 Mo. | Test Nr.: **1**

Medikamente	Diagnose	Selbsteinschätzung
Nicht angegeben	ADHD	Nicht angegeben

Ergebnisse Tap

Tap Rate [%]	122
Multi Tap [#]	17
Ausreißer [#]	2
Zufall [#]	18

Ergebnisse Aktivität Referenz: N = 77

	Messung	Z-Wert	Perzentile
Distanz [m]	38.9	2.5	99
Volum [cm3]	18.7	2.0	98
Zeit im Bewegung [%]	71.2	1.5	93

Ergebnisse Impulsivität & Unaufmerksamkeit

	Messung	Z-Wert	Perzentile
Reaktionszeit [ms]	463	-0.5	29
ReaktionszeitVar [ms]	208	1.8	97
Normalisiert Var. [%]	45	2.9	99
Impulsfehler [%]	29.2	0.8	79
Auslassfehler [%]	18.8	2.3	99
Fehlerrate [%]	24.0	1.7	95

SW: 1.9 RG: 1.0 DB: 0.3 FF: 1.4 dea16e | www.opatus.se | Report erztellt am: 01 Feb 2022 um 00:47

Abbildung 4: *Beispiel für eine OPATUS-CPTa-Auswertung. Die blaue Kurve oben visualisiert das Bewegungs-/Unruhemuster. Grüne Kreise geben richtige Reaktionen wieder, rote Punkte falsche Reaktionen. Die roten Kreise stehen für Auslassfehler. Lila Kreise markieren Zufallsreaktionen und schwarze Kreuze die Multitaps; beides sind Zeichen von Impulsivität.*

Weiterführende Literatur zum Thema OPATUS-CPTa-Test

1. Hall, C.L. et al: The clinical utility of the continuous performance test and objective measures of activity for diagnosing and monitoring ADHD in children; a systematic review. European Child and Adolescent Psychiatry, 25, 2017.
2. Meyers, R.: OPATUS-CPTa (siehe Seite 191, Publikationen, 9.).

Die Bewegung – die vier blauen »Krakel« im oberen Abschnitt geben die Bewegungsmuster für jeweils einen der vier Vier-Minuten-Abschnitte wieder. Wird das Gerät ruhig in der Hand gehalten, ergibt sich ein recht geschlossenes Bild. Je unruhiger der Proband ist, desto ausladender werden die Krakel. In dem Beispieldiagramm ist zu sehen, dass der Proband in den ersten vier Minuten noch sehr ruhig war, mit zunehmender Testdauer jedoch immer rastloser wurde. Ich erinnere mich noch gut an einen Jungen, der während des Tests auf einmal begann, auf dem Drehstuhl, auf dem er saß, immer schnellere Kreiselbewegungen auszuführen. Das entstehende Bewegungsmuster sah aus wie völlig außer Rand und Band geschlagen.

Die vier einzelnen Bilder geben einen ersten Eindruck über das Bewegungsmuster für je vier Minuten der Testdauer; viel aussagekräftiger ist die darunterliegende Grafik. Hier wird die Bewegungstätigkeit in Abhängigkeit von der gesamten Zeit aufgeführt. Die blaue Linie zeigt die Echtzeit-Ausschläge, die rote Linie ist etwas »weicher«, weil sie die jeweils über eine gewisse Zeitdauer gemittelten Werte wiedergibt. Nun ist zum Beispiel zu sehen, dass der Proband etwa ab der siebten und dann noch einmal ab der zwölften Minute versuchte, seine Unruhe in den Griff zu bekommen, letztlich aber mit diesem Versuch scheiterte.

Das Konzentrationsvermögen – die Grafik mit den vielen Punkten unterschiedlicher Farbe gibt Auskunft über die Fehlerhäufigkeit und damit über das Konzentrationsvermögen. Auch dieser Teil ist in Vier-Minuten-Abschnitte geteilt.

- Die **grünen Kreise** geben die richtigen Reaktionen in Abhängigkeit von der Reaktionszeit wieder. In dem gezeigten Beispiel ist zu sehen, dass mit fortschreitender Testdauer die Reaktionszeit und damit auch die Ermüdung bzw. Unaufmerksamkeit zunimmt.
- **Rote Punkte** zeigen, wann der Proband Fehler machte. Die Fehlerquote ist im Beispiel auf Seite 45 relativ hoch, aber über die gesamte Testdauer eher gleichbleibend. Die Verteilung der grünen und roten Kreise gemeinsam gibt an, dass die Reaktionszeiten im Verlauf des Tests insgesamt immer länger wurden.
- Die **grünen durchgezogenen Linien** parallel zur Zeitachse geben die durchschnittlichen Reaktionszeiten für jeden Vier-Minuten-Abschnitt wieder. Im gezeigten Beispiel steigen sie entsprechend des Verteilungsmusters der grünen und roten Punkt langsam aber kontinuierlich an.
- **Lila Kreise** stehen für Zufallsreaktionen, sie sind natürlich nicht an eine Reaktionszeit gekoppelt und werden deshalb parallel zur Zeitachse alle auf derselben Höhe angezeigt. In den ersten vier Minuten drückte der Proband nur ein einziges Mal, obwohl weder ein Kreis noch eine Zielscheibe zu sehen waren. Später passiert ihm das häufiger. Zufallsreaktionen weisen auf Impulsivität hin.
- **Schwarze Kreuze** auf der Zeitachse zeigen an, zu welchen Zeitpunkten der Proband doppelt drückte (sogenannte Multitaps); auch dies wird als Zeichen von Impulsivität gewertet. Auch dieser Parameter

zeigt im Beispiel auf Seite 45, dass in dem gezeigten Beispiel die Impulsivität mit der Zeit zunimmt.
- **Rote Kreise** sind auf derselben Achse wie die schwarzen Kreuze zu sehen; sie zeigen die Auslassfehler an. Das bedeutet: Es erfolgte keine Reaktion, weil der Klient gerade träumte oder sich ablenken ließ.

Die vier kleinen Säulendiagramme oberhalb des Punkte-Diagramms geben einen schnellen Überblick über die Reaktionsmuster.
- Die rote Säule gibt das Maß der **Unruhe** wieder (Daten aus den blauen Bewegungslinien),
- die blaue Säule das Maß der **Impulsivität** (Daten aus roten Punkten),
- die grüne Säule das Maß der **Unaufmerksamkeit** (Daten aus den roten Kreisen).

Das »Spinnennetz« links unterhalb der Punktegrafik zeigt ein Bild, wo auf dem Bildschirm der Proband gedrückt hat. Je näher die Punkte beieinanderliegen, desto konzentrierter hat er das Gerät in den Händen gehalten.

Fast immer ist im Testverlauf eine Ermüdung sichtbar – das geht auch Probanden ohne ADS so. Mit zunehmender Müdigkeit treten mehr Fehler auf. Ein Zeichen von Ermüdung ist es auch, wenn sich die Zeichen von Unruhe und Impulsivität häufen. Oft sieht man, dass ein ADS-Proband müder und deshalb auch impulsiver wird und sich daraufhin mit Bewegung Luft macht. Es folgt eine kurze Phase mit weniger Fehlern, doch dann schlägt die Ermüdung wieder durch. Dieser Versuch des Gegensteuerns findet ständig auch im Alltag statt – für ADS-Betroffene ist das Leben anstrengender als für andere Menschen.

Ganz unten rechts wird eine **Gesamtfehlerrate** angegeben. Für den Arzt ist sie nicht so aufschlussreich wie die Grafiken, was die genaue Interpretation der Verteilung von Unaufmerksamkeit, Impulsivität und Hyperaktivität angeht. Sie wird aber von den Betroffenen gerne abgefragt, weil sie sich gerne auf einer Gesamtskala einordnen möchten.

Ich benutze den OPATUS-CPTa-Test seit 2014. Damals war der Test noch in der Entwicklungsphase; erst 2018 wurde er offiziell vorgestellt. Inzwischen habe ich fast 10.000 Untersuchungen mit dem OPATUS-CPTa durchgeführt. So aussagekräftig er auch ist, kann er allein nicht die Grundlage der Diagnostik bilden. Die auf Seite 36ff. genannten weiteren Untersuchungen sind unbedingt notwendig, um zu einer belastbaren Diagnose zu kommen.

Die Profi-Version, die all diese Ergebnisse liefert, ist die Bedingung für die Aussagekraft hinsichtlich der Standards, die ich hier in diesem Buch vorstelle. Damit der OPATUS-CPTa-Test erfolgreich angewendet werden kann, ist es unerlässlich, dass sich die professionellen Anwender hinsichtlich der Interpretation der Ergebnisse schulen lassen.

Die Verlaufsuntersuchung

Krankheiten sind keine statischen Angelegenheiten. Und Menschen sind es auch nicht. Gerade bei längeren Behandlungszeiträumen ist also damit zu rechnen, dass der behandelnde Arzt nachjustieren muss. Deshalb müssen im Verlauf der Erkrankung alle Standards regelmäßig überprüft werden. Alle drei bis sechs Monate erfolgt eine psychiatrische und neurologische Verlaufsuntersuchung, bei auffälligen Befunden auch eine somatische Kontrolluntersuchung. Die Labordiagnostik sowie der OPATUS-CPTa-Test (siehe Seite 191, Publikationen, 9.) werden ebenfalls auf den neuesten Stand gebracht. Allein die Intelligenzdiagnostik muss nur dann wiederholt werden, wenn zu vermuten ist, dass der erste Befund durch das noch unbehandelte ADS wesentlich verfälscht war.

Nicht nur bei der Eingangsuntersuchung kommt es auf eine präzise Diagnostik an, die Verlaufsuntersuchungen erfordern die gleichen hohen Standards wie die Erstanamnese. Der behandelnde Arzt schaut also sehr genau, ob und was sich beim Patienten und seiner Umgebung geändert hat, und reagiert bei Bedarf mit einer Änderung des Behandlungsplanes. Entsprechend der Kontrollergebnisse stehen verschiedene Entscheidungen an:

- Hat die Ursprungsdiagnose noch Bestand?
- Sind nun Komorbiditäten (Begleiterkrankungen) sichtbar, die bei der vorangegangenen Untersuchung übersehen bzw. durch Symptome überdeckt wurden? Falls nötig: Wie sollen sie behandelt werden?
- Muss die Behandlung (auch die der Komorbiditäten) angepasst werden oder kann sie unverändert fortgeführt werden?

Die Qualität der Behandlung entscheidet wesentlich über ihr Ergebnis. Ziel ist immer eine Verbesserung des Status quo. Bei ADS heißt das, dass die kontinuierliche Reduktion der Medikamentendosis und/oder der Therapiestunden angestrebt wird. Endziel ist die Medikamentenfreiheit und eine für das Alter angemessene und ausreichende Konzentration und Ausdauer.

Die häufigsten Fehler in der Therapie von ADS

Leider erfahre ich im Gespräch mit neuen Patienten immer wieder von massiven Fehlern, die im Lauf ihrer Krankheitsgeschichte gemacht worden sind. Meist kommen sie dadurch zustande, dass weder Diagnose noch Behandlungsplan auf die individuellen Gegebenheiten laufend abgestimmt werden.

- Das Ziel der Behandlung wurde falsch definiert. Es geht bei der Behandlung von ADS bzw. ADHS eben *nicht* darum, Kinder und Jugendliche so weit ruhig zu stellen, dass sie am Unterricht teilnehmen können, ohne die Klasse zu sehr zu stören. Auftrag ist es, die Therapie so zu gestalten, dass der Lernrückstand des Gehirns nachgeholt werden kann und am Ende die Symptomfreiheit erzielt wird.
- Nicht selten werden Behandlungen, die anfangs einmal geholfen haben, ohne Verlaufsuntersuchungen und Medikationsanpassungen über Jahre fortgeführt. Bei solchen »Selbstläufer«-Behandlungen wird oft übersehen, wenn sich das Erkrankungsbild im Laufe der Zeit wandelt und/oder weitere Erkrankungen dazukommen.
- Neue familiäre oder schulische Belastungen und deren Folgen werden nur unzureichend oder gar nicht berücksichtigt.
- Körperliche Entwicklungen (Pubertät etc.) und ihr Einfluss auf ADS, Impulsivität und Psyche werden nur unzureichend berücksichtigt.
- Manche Kollegen behandeln Patienten mit ADS, obwohl sie nicht entsprechend geschult sind und sie bislang auch nur wenige Fälle in ihrer Sprechstunde gesehen haben. In solchen Fällen wäre eine fachärztliche Abklärung wichtig; vor allem beglei-

tende Verlaufsuntersuchungen durch einen Facharzt für Kinder- und Jugendpsychiatrie (KJP) oder Psychiatrie (für Erwachsene) können zu wichtigen Erkenntnissen führen.
- Es werden Medikamente eingesetzt, mit denen sich der Arzt zu wenig auskennt.
- Im Extremfall bleiben Diagnosen auf der Grundlage medizinischer Behandlungsversuche bestehen, ganz nach dem Motto: »Wenn Ritalin® hilft, ist es wohl ADS.«

Der folgende Fall ist ein typisches Beispiel für die Diagnose und Behandlung eines Kindes mit ADS. Um die Symptome auf breiter Front in den Griff zu bekommen, wurden mehrere Therapien parallel durchgeführt. Erst die immer wieder stattfindende Kontrolle der Wirksamkeit der Therapien und die entsprechende Nachbesserung ermöglichen einen abschließenden Erfolg.

Fallbeispiel Ole: *Die Einschulung des sechsjährigen Ole ist für den Herbst des Jahres vorgesehen. Er wird auf Überweisung des Kinderarztes hin vorgestellt zur Abklärung des Entwicklungsstandes bei bekannten Gleichgewichtsstörungen und sprachlichen Entwicklungsverzögerungen, dem Verdacht auf Störungen der Auge-Hand-Koordination und der Konzentrationsfähigkeit.*

Im Eingangsbefund bestätigen sich die Probleme der motorischen Entwicklung und der Sprache (Dyslalie und Dysgrammatismus), auch die frühkindlichen Reflexe ATNR, STNR, spinaler Galant und MORO-Reaktion sind noch aktiv. Die Fehlerrate in einem ersten Konzentrationstest liegt bei 50,7 Prozent mit hoher Flüchtigkeit. Der Test musste sogar vorzeitig abgebrochen werden, weil Ole so unruhig war, dass er das Gerät nicht in der Hand behalten konnte.

Zunächst erfolgen Ergotherapie, Logopädie und psychomotorische Übungen zur Reflexintegration sowie homöopathische Behandlungen. Diese Therapien können Oles Ausdauer deutlich verbessern, die Gesamtfehlerrate im OPATUS-CPTa-Test nach Abschluss dieser Behandlungen liegt allerdings immer noch bei 7,7 Prozent (siehe Abbildung 5). Eine Einstellung auf Imipramin® mit einer Dosis von 30 mg/Tag reduzierte die Fehlerrate auf 2,9 Prozent (siehe Abbildung 6). Nach drei Monaten kann die Dosis auf 20 mg/Tag reduziert werden; die Fehlerrate liegt jetzt bei 1 Prozent. Nach einem Jahr wird das Medikament abgesetzt; die Fehlerrate beträgt 0,4 Prozent (siehe Abbildung 7).

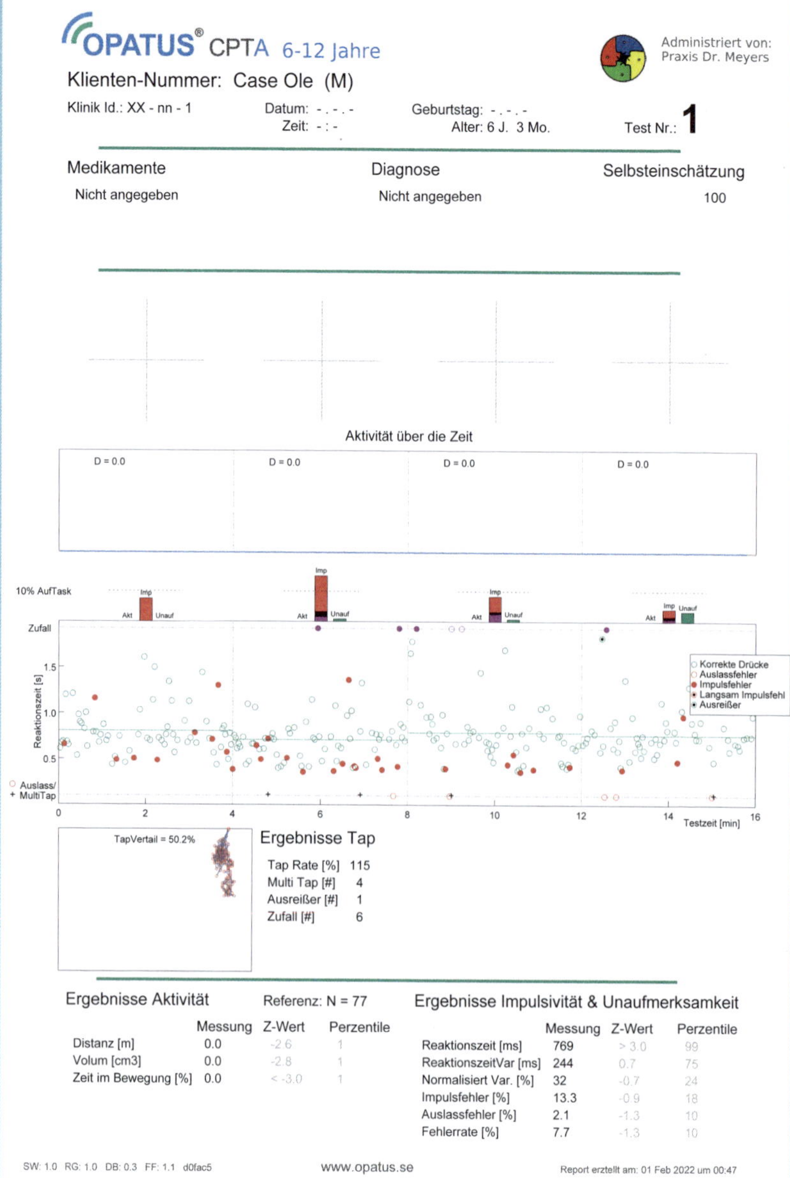

OPATUS® CPTA 6-12 Jahre

Administriert von: Praxis Dr. Meyers

Klienten-Nummer: Case Ole (M)

Klinik Id.: XX - nn - 1 | Datum: - . - . - | Zeit: - : - | Geburtstag: - . - . - | Alter: 6 J. 3 Mo. | Test Nr.: 1

Medikamente	Diagnose	Selbsteinschätzung
Nicht angegeben	Nicht angegeben	100

Aktivität über die Zeit

D = 0.0 | D = 0.0 | D = 0.0 | D = 0.0

Ergebnisse Tap

Tap Rate [%]	115
Multi Tap [#]	4
Ausreißer [#]	1
Zufall [#]	6

Ergebnisse Aktivität — Referenz: N = 77

	Messung	Z-Wert	Perzentile
Distanz [m]	0.0	-2.6	1
Volum [cm3]	0.0	-2.8	1
Zeit im Bewegung [%]	0.0	< -3.0	1

Ergebnisse Impulsivität & Unaufmerksamkeit

	Messung	Z-Wert	Perzentile
Reaktionszeit [ms]	769	> 3.0	99
ReaktionszeitVar [ms]	244	0.7	75
Normalisiert Var. [%]	32	-0.7	24
Impulsfehler [%]	13.3	-0.9	18
Auslassfehler [%]	2.1	-1.3	10
Fehlerrate [%]	7.7	-1.3	10

SW: 1.0 RG: 1.0 DB: 0.3 FF: 1.1 d0fac5 | www.opatus.se | Report erztellt am: 01 Feb 2022 um 00:47

Abbildung 5: *Ole – nach einer Kombination von nicht-medikamentösen Therapien ist immer noch eine deutliche Impulsivität und Unruhe vorhanden. Die Fehlerrate liegt bei über 7 Prozent.*

OPATUS® CPTA 6-12 Jahre

Administriert von:
Praxis Dr. Meyers

Klienten-Nummer: Case Ole (M)

Klinik Id.: XX - nn - 1 | Datum: - . - . - | Zeit: - : - | Geburtstag: - . - . - | Alter: 8 J. 0 Mo. | Test Nr.: **3**

Medikamente			Diagnose	Selbsteinschätzung
Name	Dosis	Nach	Nicht angegeben	Nicht angegeben
Imipramin	30.0	3:33		

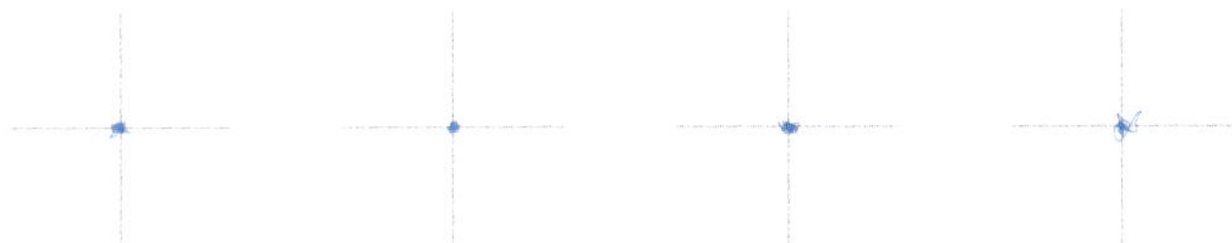

Aktivität über die Zeit

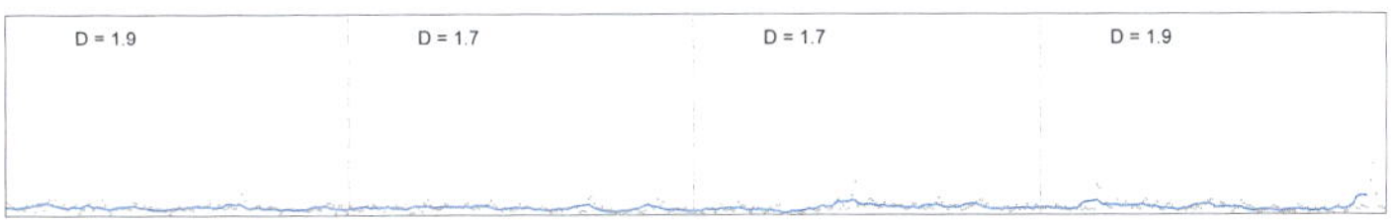

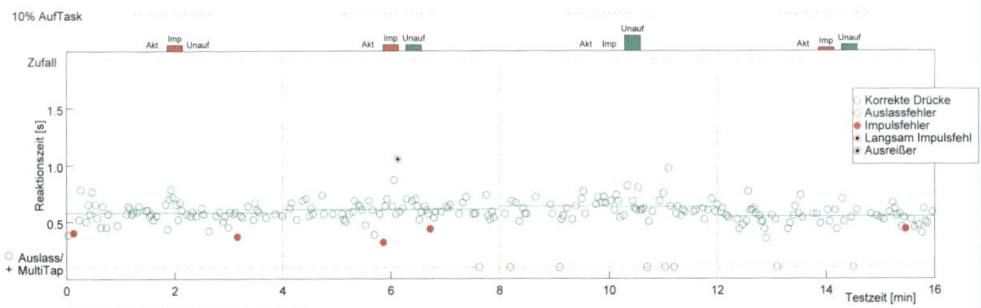

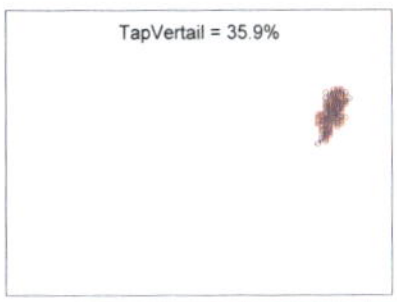

Ergebnisse Tap

Tap Rate [%]	99
Multi Tap [#]	0
Ausreißer [#]	1
Zufall [#]	0

Ergebnisse Aktivität

Referenz: N = 77

	Messung	Z-Wert	Perzentile
Distanz [m]	7.2	-1.6	5
Volum [cm3]	3.8	-1.7	5
Zeit im Bewegung [%]	18.8	-1.8	3

Ergebnisse Impulsivität & Unaufmerksamkeit

	Messung	Z-Wert	Perzentile
Reaktionszeit [ms]	591	1.1	87
ReaktionszeitVar [ms]	87	-2.4	1
Normalisiert Var. [%]	15	< -3.0	1
Impulsfehler [%]	2.1	-1.7	5
Auslassfehler [%]	3.3	-1.0	17
Fehlerrate [%]	2.7	-1.7	4

SW: 1.7 RG: 1.0 DB: 0.3 FF: 1.4 d0fac5 | www.opatus.se | Report erztellt am: 01 Feb 2022 um 00:47

Abbildung 6: *Ole – sehr gute Wirkung von 30 mg/Tag Imipramin®, nach 8 Minuten Testdauer aber noch leichte Ermüdung mit etwas Flüchtigkeit. Die Fehlerrate liegt jetzt bei 2,9 Prozent.*

OPATUS OBJECTIVE PROFILING

Kind Test

Klienten-Nummer: [redacted]

Klinik Id.: [redacted] | Datum: [redacted] Zeit: [redacted] | Geburtstag: [redacted] Alter: [redacted] | Test Nr.: **5**

Medikamente	Diagnose	Einschätzung
Nicht angegeben	Nicht angegeben	Nicht angegeben

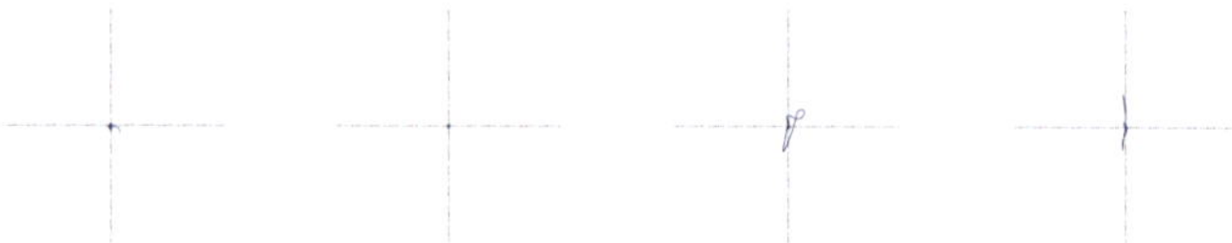

Aktivität über die Zeit

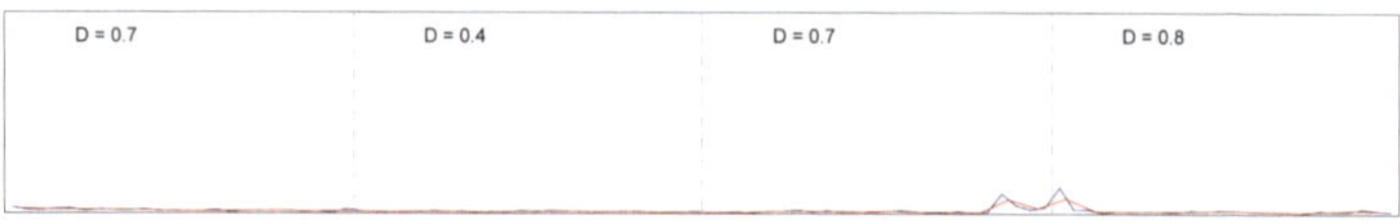

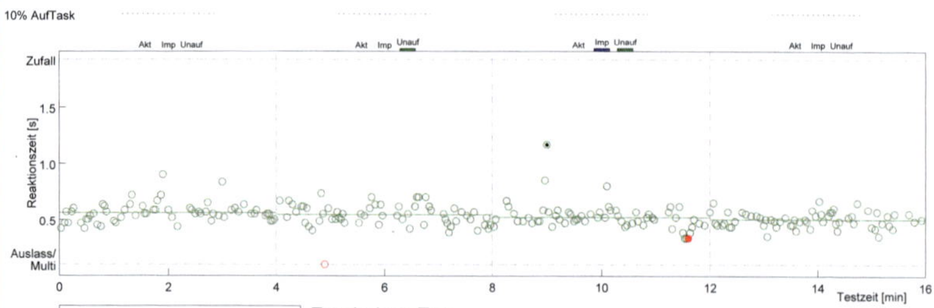

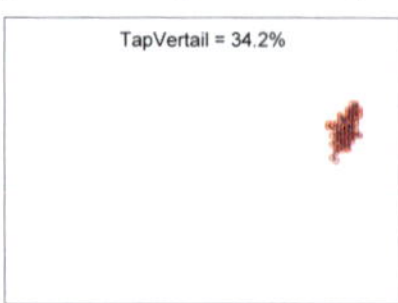

Ergebnisse Tap

Tap Rate [%]	100
Multi Tap [#]	0
Ausreißer [#]	1
Zufall [#]	0

Ergebnisse Aktivität

Referenz: N = 77

	Messung	Z-Wert	Perzentile
Distanz [m]	2.7	-2.1	2
Volum [cm3]	0.8	-2.3	1
Zeit im Bewegung [%]	1.2	< -3.0	1

Ergebnisse Impulsivität & Unaufmerksamkeit

	Messung	Z-Wert	Perzentile
Reaktionszeit [ms]	532	1.0	84
ReaktionszeitVar [ms]	86	-2.0	2
Normalisiert Var.	16	-2.6	1
Impulsfehler [%]	0.4	-1.8	3
Auslassfehler [%]	0.4	-1.4	8
Fehlerrate [%]	0.4	-2.0	2

SW: 1.9 RG: 0.7 DB: 0.3 FF: 1.4 d0fac5 — www.opatus.se — Report erztellt am: 02 Mar 2017 um 16:16

Abbildung 7: *Ole – jetzt ohne Medikation, perfekte Konzentration und Ausdauer nach Abschluss der Behandlung.*

KAPITEL 3
Alternative und ergänzende Diagnosen zur ADS-Diagnose

Das Wichtigste in Kürze:

- **Konzentrationsmangel, Hyperaktivität, Impulsivität und andere ADS-typische Symptome können auch durch ganz andere Krankheiten und Störungen hervorgerufen werden – nicht alles, was wie ein ADS aussieht, ist auch tatsächlich ein ADS.**
- **ADS ist eine Entwicklungsstörung, aber nicht jede Entwicklungsstörung führt zu ADS.**
- **Die Behandlung von ADS muss immer auch eventuell parallel bestehende Krankheiten mitberücksichtigen.**
- **Kurz vor, während und nach der Geburt auftretende Schwierigkeiten stehen oft mit der Entwicklung eines ADS in Zusammenhang.**

Die Symptomatik, die in Folge eines ADS auftritt, ist nicht einmalig. Bei manchem Störungsbild, das Laien und auch so mancher Mediziner mit ADS in Verbindung bringen, ist gar kein klassisches ADS im Spiel. Denn die Symptomatiken ...

- der Wahrnehmungsstörungen,
- der Konzentrationsstörungen und Verträumtheit,
- der Hyperaktivität,
- der Impulsivität und anderer affektiver Auffälligkeiten

... sind zwar typisch für ein ADS, andererseits führen eine Reihe Erkrankungen oder auch genetischer Prädispositionen zu denselben oder sehr ähnlichen Störungen. Teilweise verstärken sie ein vorhandenes ADS, teilweise werden sie mit einem ADS verwechselt.

Bei **Multimorbidität** liegen mehrere Erkrankungen gleichzeitig vor, also zum Beispiel ein ADS und eine Schilddrüsenunterfunktion. Die **Komorbidität** ist ein Sonderfall der Multimorbidität: Hier sind mehrere Krankheiten gleichzeitig für dieselbe Symptomatik des ADS verantwortlich. Die Überschneidungen von Symptomen bei Multi- und bei Komorbidität stellen den Mediziner vor große Herausforderungen. Nur bei klarer Diagnose ist auch eine erfolgversprechende Therapie möglich.

Vor Beginn einer Therapie muss also abgeklärt sein,

- ob Symptome, die ein ADS vermuten lassen, tatsächlich auf ein ADS zurückzuführen sind,
- ob die Störungen allein auf ein ADS zurückzuführen sind, oder
- ob weitere Krankheiten an der Symptomatik beteiligt sind.

Die Abklärung von Multi- bzw. Komorbiditäten ist auch deshalb so wichtig, weil die Behandlung des ADS eine parallel bestehende Erkrankung verbessern oder auch verschlechtern kann. Auch umgekehrt gilt: Die Behandlung einer Multi- bzw. Komorbidität kann die ADS-Symptomatik verschlechtern oder verbessern, unter Umständen sogar ganz zum Verschwinden bringen.

Neurologische Erkrankungen

Unter den neurologischen Erkrankungen werden alle Funktionsstörungen von Gehirn, Rückenmark und peripheren Nerven zusammengefasst. Hierunter fallen Krankheiten wie Migräne, Parkinson und Demenz. Weil bei Ausfällen der Nervenfunktion meist auch die Muskelsteuerung beeinträchtigt ist, gehen neurologische Erkrankungen oft mit motorischen Ausfällen einher. Es gibt eine Fülle von Störungen, die mit ADS in Verbindung stehen bzw. ähnliche Symptome aufweisen können; an dieser Stelle will ich auf die folgenden drei Krankheiten eingehen:

- Tic-Störungen und Tourette-Syndrom
- Entwicklungsstörungen des Sprechens und Hörens
- Epilepsie

Tic-Störungen und Tourette-Syndrom

Tics sind bei Kindern und Jugendlichen ein häufiges Symptom, Schätzungen gehen davon aus, dass mehr als jedes zehnte Grundschulkind betroffen ist – Jungen deutlich häufiger als Mädchen. Neben vokalen Tics, bei denen die Betroffenen zwanghaft Geräusche oder Wörter von sich geben, gibt es auch motorische Tics, die die Betroffenen vor allem im Gesichts- und Kopfbereich zu unwillkürlichen und abrupten Bewegungen zwingen. Zu den Formen komplexer motorischer Tics gehören unter anderem:

- Echopraxie: zwanghafte Nachahmung und Wiederholung von Abläufen
- Touching: unwillkürliches Berühren von Gegenständen oder Personen, meist kurzes Antippen
- Kopropraxie: unwillkürliche, zwanghafte obszöne Handlungen

Oft beginnt die Störung im Alter zwischen 6 und 8 Jahren und ist zwischen dem 10. und 12. Lebensjahr am stärksten ausgeprägt. Später verliert sie sich meist wieder. Treten Tic-Störungen mehrmals täglich und länger als ein Jahr auf, spricht man von einer chronischen Tic-Störung.

Für die Betroffenen ist es eine große Belastung, unkontrollierte Handlungen ausführen zu müssen. Das liegt auch am Umfeld, das oft genervt oder sogar aggressiv reagiert. Je quälender die Situation wird und je aufgeregter die Betroffenen sind, desto schlimmer wird es oft mit den Tics. Andererseits können sie auch gerade in entspannten Situationen auftreten. Sie erscheinen einzeln oder in ganzen Serien; unter Umständen passiert über Wochen und Monate nichts, und dann, wenn die Betroffenen meinen, es wäre überstanden, fängt alles wieder von vorne an.

Bei kombinierten vokalen und motorischen Tics, die zu komplexem unwillkürlichem Verhalten führen, spricht man von einem Tourette-Syndrom. Es kommt bei etwa einem Prozent der Bevölkerung vor.

Zusammenhang von Tic-Störungen mit ADS: Kinder mit Tic-Störungen zeigen häufig Verhaltensauffälligkeiten, die mit ADS verwechselt werden können. Es liegt dann eine Tic-Störung, aber kein ADS vor.

- Ablenkbarkeit und Bewegungsunruhe sind Folgen der Tics und erinnern an typisches ADS-Verhalten.
- Unangemessene Gesten oder Worte/Geräusche können fälschlicherweise als eine ADS-typische Störung der Impulskontrolle interpretiert werden.
- Eine geringe Frustrationstoleranz sowie Zwänge, Ängste und depressive Episoden treten ebenfalls gehäuft bei Tic-Störungen auf.
- Lernprobleme kommen sowohl bei chronischen Tic-Störungen als auch bei ADS gehäuft vor.
- Auch eine schlechte soziale Integration kann ein Problem sein, das bei beiden Störungen auftritt. Kinder

und Jugendliche mit chronischen Tic-Störungen bzw. Tourette-Syndrom müssen oft Spott ertragen und mit ihren Schamgefühlen zurechtkommen.

Andererseits besteht häufig die **Komorbidität** einer Tic-Störung mit ADS, in diesem Fall bestehen beide Erkrankungen nebeneinander und verstärken gegenseitig dieselben Symptome. Zum Beispiel geht das Tourette-Syndrom bei dem Großteil der Betroffenen mit weiteren psychiatrischen Störungen einher, neben Zwangs- und Angststörungen kann das auch ein ADS sein. Bei Vorliegen einer Komorbidität muss der Arzt sehr gut auf eventuelle Auswirkungen der Medikation und Therapie der ersten Störung auf die zweite Störung achten. So kann die Behandlung des ADS ...

- ... Tics verbessern, da infolge besserer Konzentration der Stress reduziert wird,
- ... Tics aber auch verschlechtern, insbesondere dann, wenn bestimmte Medikamente aus der Stimulantiengruppe in zu hoher Dosierung gegeben werden. Einige ADS-Mittel sind »tic-neutral«, dazu gehören Guanfacin, Imipramin® und Atomoxetin (siehe auch Kapitel 4).

Entwicklungsstörungen des Sprechens und Hörens

Sehen und Hören sind neurologisch gesehen sehr ähnliche Prozesse. In beiden Fällen werden durch Sinnesorgane (Auge bzw. Ohr) aufgenommene Reize an das Gehirn weitergeleitet, wo im Fall von ADS die Information nicht ausreichend gefiltert werden kann und zu einer Überforderung führt. Es gehört also unbedingt zur Anfangsanamnese, orientierend Gleichgewichtsuntersuchungen mit und ohne Nebengeräuschen durchzuführen und nach Störungen durch Außengeräusche zu fragen. Oft stoße ich bei dieser Grunduntersuchung von Kindern, bei denen ein Verdacht auf ADS besteht, auf Hör- oder Hörwahrnehmungsverarbeitungsstörungen.

- Kinder und Jugendliche mit **Hörstörungen** werden an den zuständigen Facharzt (HNO) überwiesen. Mit ADS hat diese Problematik keine direkten Überschneidungen.
- Bei **auditiven Wahrnehmungsverarbeitungsstörungen** ist dagegen auch der Kinder- und Jugendpsychiater gefragt. Die Betroffenen können akustische Reize zwar wahrnehmen, aber nicht ausreichend differenzieren. Man nennt dieses Symptom auch »Partytaubheit« – nicht, weil die Betroffenen zu oft auf lauten Partys waren, sondern weil sie sich in einem Raum mit vielen gleichzeitigen Geräuschen nicht auf ihr Gegenüber konzentrieren und es verstehen können. Typische Beispiele sind Kinder, die keine Hausaufgaben machen können, wenn die Mutter nebenan staubsaugt. Oder sie kommen oft mit Kopfschmerzen nach Hause und erzählen, dass die Klasse zu laut sei.

Es kann sein, dass sich eine auditive Wahrnehmungsverarbeitungsstörung im Zuge der ADS-Behandlung bessert oder sogar ganz auflöst. In manchen Fällen handelt es sich aber um eine isolierte Problematik, die weiterführende HNO-ärztliche Untersuchungen nötig macht. Dies kann aber erst nach einer erfolgreichen Behandlung des ADS entschieden werden.

Zusammenhang von Wahrnehmungsverarbeitungsstörungen mit ADS: Bis auf wenige Ausnahmen sind bei einem diagnostizierten ADS *alle Formen* der Sinneswahrnehmungen gestört. Es gibt aber auch Fälle, in denen die Betroffenen Aufgaben, die ihnen auditiv gegeben werden, sehr gut lösen können, bei schriftlich mitgeteilten Aufgaben (die sie also optisch erfassen müssen) jedoch eine Konzentrationsstörung durchschlägt. Unter den sehr seltenen Ausnahmen, in denen sich die Wahrnehmungsverarbeitungsstörung von Patienten mit ADS allein auf das Hören bezieht, sind meist Menschen mit einem absoluten Gehör zu finden. In diesem Fall liegt das Problem nicht darin, dass sie Geräusche und Töne *zu wenig* differenzieren können, sondern dass sie akustisch hypersensibel sind und *besonders gut* differenzieren können. Allerdings weist nicht jeder Mensch mit absolutem Gehör ein ADS auf.

Fallgeschichte Sabine: *Die zwölfjährige Sabine wird mir vorgestellt, weil sie seit Monaten den Schulbesuch verweigert. Die Grundschullehrerin hatte ihre gute Begabung (IQ 145) erkannt, dennoch die Realschule empfohlen, weil sie unkonzentriert wirkte. Schon in der Realschule schwänzt Sabine oft den Unterricht. Weil man eine Unterforderung vermutet, wird der Wechsel an das Gymnasium empfohlen, wo sie nun die 6. Klasse besucht. Doch nach kurzer Zeit tritt das Problem der Schulverweigerung erneut auf. Die Schulleitung fordert die Eltern auf, einen Kinder- und Jugendpsychiater aufzusuchen.*

Sabine kann mir sehr genau darstellen, was ihr Problem ist: Sie besucht eine Klasse mit 31 Schülern, die »sehr laut« sind. Sie schildert, dass sie die Lehrerin nicht verstehen kann, auch wenn sie nur drei Meter entfernt steht.

Die Zusatzuntersuchungen schließen eine Hörstörung aus und bescheinigen Sabine ein absolutes Gehör. Die Diagnostik bestätigt den Sonderfall eines ADS mit einer Überempfindlichkeit allein bezogen auf akustische Reize. In ru-

higer Umgebung liegt die Fehlerquote im OPATUS-Test bei normalen 3,5 Prozent, unter lauten Bedingungen bei 50,6 Prozent!

Sabine und ihre Familie entscheiden sich für eine Internatsunterbringung in einem Gymnasium auf einer Nordseeinsel mit nur zehn Mitschülern. Sofort und ohne weitere Behandlung verbessern sich die Noten von 5 bis 6 auf 1 bis 2, Sabine wirkt deutlich entlastet und nimmt freiwillig in Kauf, nur alle sechs Wochen ihre Familie besuchen zu können.

Ich kann die weitere Entwicklung von Sabine in einigen Folgeterminen in größeren Abständen begleiten. Nach fünf Jahren kommt sie zurück zu ihrer Familie und auch in die alte Schule und Klasse. Die jetzige Klasse 11 ist inzwischen auf 24 Mitschüler geschrumpft und etwas disziplinierter, aber immer noch recht laut. Die auditive Wahrnehmungsverarbeitungsstörung bei Sabine besteht nach wie vor, sie ist ja nie behandelt worden. Durch den Wechsel der Lernumgebung hat man das Problem zwar vermieden, ihrem Gehirn aber nicht durch eine Behandlung die Chance gegeben, akustische Reize anders filtern zu lernen. Doch die Störung ist aufgrund der nun etwas besseren Rahmenbedingungen weniger ausgeprägt als zuvor.

Nicht selten ergibt sich ein Zusammenhang von auditiver Wahrnehmungsverarbeitungsstörung und den Symptomen, die mit einer **Legasthenie** in Verbindung gebracht werden. Denn chronische Mittelohraffektionen – zum Beispiel Ansammlungen von Flüssigkeit im Mittelohr (Paukenerguss) – zwischen dem 3. und 5. Lebensjahr können die Auslöser für spätere Schwierigkeiten beim Lesen- und Schreibenlernen sein. Genau dieser Zeitraum ist die relevante Differenzierungsphase des Gehirns, in der es lernt, unterschiedliche Geräuschquellen getrennt zu verarbeiten. Wenn Schulkinder auditiv nicht das Wesentliche vom Unwesentlichen trennen können, fällt ihnen auch das Lesen und Schreiben schwer. Um eine echte Legasthenie handelt es sich nicht. (Ein weiterer Zusammenhang zwischen ADS und Legasthenie wird bei den frühkindlichen persistierenden Reflexen vorgestellt.)

Fallgeschichte Anton: *Als mir der zehnjährige Anton vorgestellt wird, geht er in die 4. Klasse der Grundschule. Die Lehrerin vermutet eine Legasthenie, ich soll sie feststellen und bescheinigen. Es stellt sich heraus, dass es sich um ein ADS und eine auditive Wahrnehmungsverarbeitungsstörung handelt. Unbehandelt erinnern die Symptome an eine Legasthenie. Nach erfolgreicher Behandlung des ADS und einem Hörtraining kann die Verdachtsdiagnose Legasthenie verworfen werden, Anton gehört nun zu den Besten seiner Klasse.*

Epilepsie

Epilepsie wird hervorgerufen durch eine Schädigung einer vormals gesunden Gehirnstruktur, es handelt sich also nicht um eine Krankheit, die auf mangelnde Lerneffekte zurückgeht. Bei einem fokalen Anfall feuern die Nervenzellen ganzer Hirnregionen gleichzeitig; bei generalisierten Anfällen sind sogar die Nervenzellen der gesamten Großhirnrinde betroffen (zu ihnen gehören unter anderem die Grand-mal-Anfälle). Auch wenn die Funktionsstörung nach maximal ein paar Minuten wieder vorbei ist, können schwere Verlaufsformen weitere hirnorganische Schädigungen zur Folge haben.

Zusammenhang von ADS und Epilepsie: Dass durch Epilepsie auch Konzentrationsstörungen auftreten können, ist im Vergleich zu anderen Folgen der Krankheit für die Betroffenen meist nur ein nachrangiges Problem. Für den Arzt ist es aber wichtig, bei Vorliegen von ADS-ähnlichen Symptomen auch an die Möglichkeit einer Epilepsie zu denken. Schließlich ist sie eine der häufigsten chronischen Erkrankungen bei Kindern und die häufigste neurologische Erkrankung überhaupt – Schätzungen gehen davon aus, dass 0,6 bis 0,8 Prozent der Bevölkerung, also über eine halbe Million Menschen, in Deutschland an Epilepsie leiden.

Leidet der Patient unter Grand-mal-Anfällen, weiß er um seine Krankheit: Der Betroffene verliert das Bewusstsein, stürzt und verkrampft sich. Schwieriger ist die Abgrenzung eines ADS zu den leichten Epilepsieformen: Petit-Mal-Absencen sind meist nur wenige Sekunden andauernde Bewusstseinseintrübungen, von denen die Umgebung meist gar nichts mitbekommt. Möglich sind auch kurze Muskelzuckungen bzw. für die Umstehenden unerklärliche, kurzfristige Verhaltensänderungen.

Es kann sein, dass Epilepsie und ADS parallel auftreten. Dann kann eine begleitende ADS-Behandlung sinnvoll sein, denn in Einzelfällen kann Stress, der durch ein unbehandeltes ADS entsteht, epileptische Anfälle auslösen.

Weiterführende Literatur zum Thema neurologische Störungen

Tic-Störungen

1. Döpfner, M.: Leitfaden Tic-Störungen. Göttingen u.a., Hogrefe, 2010.
2. Döpfner, M.: Ratgeber Tics. Informationen für Betroffene, Eltern, Lehrer und Erzieher. Göttingen u.a., Hogrefe, 2010.
3. Fegert, Eggers, Resch: Psychiatrie und Psychotherapie des Kindes- und Jugendalters, Springer, 2012.
4. Metzger, H., Wanderer, S., Roessner, V.: Tic disorders. In: Rey J. M. (ed), IACAPAP e-Textbook of Child and Adolescent Mental Health. Geneva: International Association for Child and Adolescent Psychiatry and Allied Professions 2012.
5. Roessner, V., Plessen, K. J., et al.: »European clinical guidelines for Tourette syndrome and other tic disorders. Part II: pharmacological treatment.« Eur Child Adolesc Psychiatry 20(4): 173-196, 2011.
6. Roessner, V., Schoenefeld, K., et al.: »Therapie der Tic-Störungen.« Z Kinder Jugendpsychiatr Psychother 40(4): 217-236, 2012.
7. http://www.neurologen-und-psychiater-im-netz.org/kinder-jugend-psychiatrie/erkrankungen/tic-stoerungentourette-syndrom/was-sind-tic-stoerungenist-das-tourette-syndrom/
8. Weitere Literaturangaben auf: http://www.sozialpsychiatrisches-centrum-dr-meyers.de/

Auditive Wahrnehmungs- und Verarbeitungsstörungen

1. Leitlinie »Auditive Verarbeitungs- und Wahrnehmungsstörungen«: Definition, S1-Leitlinie der Deutschen Gesellschaft für Phoniatrie und Pädaudiologie, HNO 2019 67:8–14.
2. https://doi.org/10.1007/s00106-018-0598-y. Online publiziert: 6. Dezember 2018 © Springer Medizin Verlag GmbH, ein Teil von Springer Nature 2018.

Epilepsie

1. Krämer, G.: Diagnose Epilepsie (E-Book PDF), 2. Auflage 2012, ISBN: 9783830467427.
2. Panayiotopoulos, C.P.: A clinical guide to epileptic syndromes and their treatment, 2. Auflage, Springer, London, 2007.
3. Deutsche Gesellschaft für Neurologie: Leitlinien für Diagnostik und Therapie in der Neurologie. Erster epileptischer Anfall und Epilepsien im Erwachsenenalter. 5. Auflage, Thieme, Stuttgart, 2012.

Psychische Erkrankungen

Einige psychische Störungen können Symptome hervorrufen, die an ein ADS erinnern. Nicht selten kommt es vor, dass psychische Erkrankungen nicht erkannt und fälschlicherweise als ADS behandelt werden. Dazu gehören:

- alle Formen von Anpassungsstörungen mit emotionaler Symptomatik
- depressive Reaktionen und neurotisch-depressive Erkrankungen
- Belastungsstörungen (zum Beispiel posttraumatische Belastungsstörungen)

Bei allen diesen Zustandsbildern ist ein Nachlassen der Konzentrationsfähigkeit normal.

Zusammenhang von ADS und Depressionen: In Folge eines chronischen ADS kann die Psyche Schaden nehmen. Ein häufiges Symptom bei Erwachsenen mit ADS ist zum Beispiel eine sich entwickelnde Depression. Umso wichtiger sind bei depressiven Erkrankungen die Differenzialdiagnose und die Klärung der Frage, ob parallel ein ADS besteht.

Zusammenhang von ADS und Psychosen bzw. schizoaffektiven Störungen: Manisch-depressive Erkrankungen (Zyklothymie) spielen in der ADS-Diagnostik und -Behandlung eine Sonderrolle, denn viele Betroffene reagieren auf Medikamente, die zur Behandlung des ADS eingesetzt werden. Bei Überdosierung von Stimulantien zum Beispiel können sich Psychosen bilden bzw. bestehende Psychosen verschlechtern. Bei angepasster Dosis dagegen können sich die Psychosen verbessern. Darüber hinaus ist zu beachten, dass in der Remissionsphase nach einer akuten Psychose eine reduzierte Konzentrationsfähigkeit für Monate normal ist und nicht mit einem ADS verwechselt werden darf. Ähnliches gilt, grob gesagt, auch für die schizoaffektiven Erkrankungen.

Mangelerkrankungen

Mangelerkrankungen entstehen in unseren Breiten meist durch eine unausgewogene Ernährung. Das Fehlen von lebenswichtigen Stoffen kann aber auch eine Nebenwirkung von Medikamenten oder die Folge einer Erkrankung des Darms sein, der Nährstoffe nicht mehr in ausreichendem Maße aufnehmen und dem Körper zuführen kann. Zu den wichtigsten Mangelerkrankungen, die Überschneidungen mit der ADS-Symptomatik aufweisen, gehören:

- Vitamin-D-Mangel
- Eisenmangel
- Vitamin-B12-Mangel
- Mangel an Schilddrüsenhormon

Vitamin D ist einer der wichtigsten Vitalstoffe des menschlichen Körpers und ausschlaggebend für eine Vielzahl gesundheitlicher Aspekte. Seiner Funktion nach ist es eher ein Hormon, das vor allem die Aufnahme von Kalzium aus der Nahrung steuert. Fehlt es an Vitamin D, führt dies zu einer Vielzahl von zumeist unspezifischen Symptomen:

- gestörter Knochenbau – in schweren Fällen kommt es zu einer erheblichen Beeinträchtigung des kindlichen Wachstums
- Schilddrüsenfunktionsstörung – mehr dazu in dem Abschnitt ab Seite 74
- Probleme mit Herz und Blutdruck – Als Ursache für Herzinfarkt und Schlaganfall gilt heute weniger das Cholesterin, sondern vielmehr ein Vitamin-D-Mangel, der arterielle Entzündungen verursacht
- brüchige Fingernägel und Zahnschäden – der Kalziummangel führt zu Kariesbefall der Zähne und kleinen weißen Flecken auf den Fingernägeln
- Gliederschmerzen und Muskelkrämpfe – werden ebenfalls durch den aus dem Ruder gelaufenen Kalziumhaushalt verursacht
- geschwächtes Immunsystem – zu häufigen Schnupfen- und Grippeerkrankungen kommen Hautprobleme wie Schuppenflechte, Infekte der Harnwege sowie Allergien

Zusammenhang mit der ADS-Symptomatik: Zu den vielfältigen Symptomen eines Vitamin-D-Mangels kommen noch eine ganze Reihe von Auswirkungen, die sich auch beim ADS finden und leicht zu Verwechslungen führen können:

- Müdigkeit und Antriebslosigkeit
- Konzentrationsprobleme und verlangsamtes Denken
- depressive Verstimmungen
- Schlafstörungen
- chronische Spannungs-Kopfschmerzen
- Nervosität
- Gereiztheit

Eisenmangel

Müdigkeit ist einer der häufigsten Gründe für eine Arztkonsultation. Eine Erklärung von vielen möglichen ist ein Eisenmangel. Ähnlich wie bei Vitamin-D-Mangel ergibt sich eine Vielzahl an möglichen Symptomen:

- Atemnot und Herzklopfen
- blasse Haut/Schleimhäute
- Haarausfall
- Wasser in den Beinen (Unterschenkelödeme)
- eingeschränkte Kältetoleranz

Überschneidungen mit einer ADS-Symptomatik ergeben sich aus folgenden Anzeichen eines Eisenmangels:

- angeschlagene körperliche Fitness
- eingeschränkte kognitive Funktion – bei Kindern führt schwerer Eisenmangel neben Wachstumsstörungen auch zu Entwicklungsstörungen des Zentralnervensystems
- Depressivität
- Restless-Legs-Syndrom (RLS; »Unruhige Beine«) – die unter anderem durch Eisenmangel hervorgerufenen unwillkürlichen Bewegungen der Beine können leicht mit dem »Herumzappeln« von ADS-Betroffenen verwechselt werden

Die ausgeprägte Form eines Eisenmangels ist die Eisenmangelanämie, also die Blutarmut durch Eisendefizit. Die Symptome sind die gleichen wie beim Eisenmangel ohne Anämie, es kommen noch hinzu:

- Abgeschlagenheit und ausgeprägte Müdigkeit
- Leistungsschwäche
- Kopfschmerzen

Vitamin-B_{12}-Mangel

Eine Unterversorgung mit Vitamin B_{12} ist vor allem bei älteren Menschen sowie bei Vegetariern und Veganern weit verbreitet. Wie bei den zuvor genannten Vitamin-D- und Eisen-Mangelkrankheiten sind die Symptome häufig unspezifisch, sodass auch das Vorliegen eines Vitamin-B_{12}-Mangels in der täglichen Praxis häufig übersehen wird. Zu den allgemeinen Symptomen gehören:

- Anämie bzw. Blässe und eine erhöhte Herzfrequenz (Vitamin-B_{12}-Mangel wirkt sich negativ auf die Blutbildung aus)
- Missempfindungen in den Füßen (zum Beispiel das Burning-Feet-Syndrom), um die Unterschenkel (»Manschettengefühl«) bzw. ein pelzig-taubes Gefühl an den Händen
- Verwirrtheit und Halluzinationen
- Sehnerv-Atrophie

Überschneidungen mit der ADS-Symptomatik ergeben sich durch

- abnehmende körperliche Belastbarkeit
- Konzentrationsmangel und Vergesslichkeit
- depressive Verstimmungen
- Stand- und Gangunsicherheiten (Ataxie)

Weiterführende Literatur zum Thema Mangelerkrankungen

Vitamin-D-Mangel

1. Holick et al.: Journal of Clinical Endocrinology and Metabolism 2011, 96(7): 1911-1930. Evaluation, Treatment, and Prevention of Vitamin D Deficiency: an Endocrine Society Clinical Practice Guideline.
2. Varsavsky et al.: Endocrinol Diabetes Nutr. 2017; 64(S1):7-14. Recomendaciones de vitamina D para la poblacion general.
3. Holick et al.: Mayo Clinic Proceedings 2006; 81: 353-373. High prevalence of vitamin D inadequacy and implications for health.
4. Kennel et al.: Mayo Clinic Proceedings 2010; 85(8): 752-758. Vitamin D Deficiency in Adults: When to Test and How to Treat.
5. Zittermann et al.: British Journal of Nutrition 2003; 89:552-572. Vitamin D in preventive medicine: are we ignoring the evidence?
6. Fachinformation HELIODREI® 25.000 I.E. / 100.00 I.E. Ampullen, www.infectopharm.com
7. Ilahi et al.: American Journal of Clinical Nutrition 2008; 87: 688-691. Pharmakokinetics of a single, large dose of cholecalciferol.
8. Empfehlungen der deutschen, österreichischen und schweizerischen Gesellschaften für Ernährung (D-A-CH), 2. Auflage, 1. Ausgabe 2015, Referenzwerte für die Nährstoffzufuhr, https://www.dge.de/fileadmin/public/.../GV-Umsetzung-Referenzwerte-QST-2013.pdf
9. Bruyère et al.: Osteoporosis International 2015, 26 (12): 2863-2868 A Phase IV, Two-Armed, Randomized, Cross-Over Study Comparing Compliance With Once-A-Month Administration of Vitamin D3 to Compliance With Daily Administration of a Fixed-Dose Combination of Vitamin D3 and Calcium During Two 6-Month Periods.

Eisenmangel

1. Nielsen, P.: Diagnostik und Therapie von Eisenmangel mit und ohne Anämie. 1. Aufl. 2009; UNI-MED Verlag AG Bremen.
2. Stahl, A., Heseker, H.: Physiologie, Funktionen, Vorkommen, Referenzwerte und Versorgung in Deutschland. Ernährungsumschau 2012; 6: 346-353.

Vitamin-B_{12}-Mangel

1. DACH, Referenzwerte für die Nährstoffzufuhr 2015, https://www.dge.de/fileadmin/public/.../GV-Umsetzung-Referenzwerte-QST-2013.pdf.
2. Watanabe, F., et al.: J Agric Food Chem 2013, 61:6769–6775.
3. Shankardass, K., et al.: Vitamin B12 Deficiency in Primary Care, 2008, Hamilton Health Sciences & McMaster University.
4. Vidal-Alaball, J. V., et al.: The Cochrane Database Syst Rev Jul 2005, 20:CD004655K.
5. Reiners: https://www.pharmazeutische-zeitung.de/ausgabe-182012/mangel-kann-auch-zu-stuerzen-fuehren/

Schilddrüsenunterfunktion (Hypothyreose)

Die Aufgabe der Schilddrüse besteht in der Produktion der Schilddrüsenhormone Trijodthyronin (T3) und Thyroxin (T4, Tetrajodthyronin). Sie beeinflussen in ihrer freien Form (fT3 bzw. fT4) viele Körperfunktionen, unter anderem das seelische Wohlbefinden, die geistige Leistungsfähigkeit, den Energieverbrauch einschließlich Regulation der Körperwärme, die Aktivität von Herz, Kreislauf, Muskeln, Magen, Darm, Fettgewebe, Haut sowie die Sexualfunktionen. Wird die Unterfunktion über längere Zeit nicht erkannt und behandelt, erleiden Kinder Rückstände bei körperlichem Wachstum und geistiger Entwicklung.

Die Produktion und Freisetzung der Schilddrüsenhormone werden im Gehirn durch die Hypophyse und den Hypothalamus reguliert. Sinkt der Hormonspiegel, gibt die Hypophyse den Botenstoff TSH ab, der in der Schilddrüse eine verstärkte Hormonproduktion und -freisetzung bewirkt. Übersteigt der Spiegel der Schilddrüsenhormone den Normalwert, hält die Hypophyse weiteres TSH so lange zurück, bis wieder normale Hormonverhältnisse hergestellt sind. Ist dieser Regelkreislauf gestört, kann zum Beispiel eine Schilddrüsenunterfunktion (Hypothyreose) die Folge sein.

Die häufigste Ursache der erworbenen Schilddrüsenunterfunktion ist die Schilddrüsenentzündung (Hashimoto-Thyreoiditis). Diese Autoimmunerkrankung bleibt bei Kindern und Erwachsenen häufig unerkannt, weil ihre Symptome für ein anderes Krankheitsbild gehalten werden. Sehr häufig kommen Kinder oder Jugendliche zur Diagnostik von psychischen Problemen und/oder Aufmerksamkeitsstörung zu mir, die eine von anderen Fachdisziplinen noch unerkannte bzw. nicht als behandlungsbedürftig angesehene Hypothyreose haben. Allein in meiner Praxis handelt es sich um etwa 400 Fälle pro Jahr. Dabei ist eine Behandlung einer Schilddrüsenunterfunktion einfach und ungefährlich, sie besteht in der Gabe von Schilddrüsenhormonen (L-Thyroxin). Oft könnte durch sie die Verschreibung von Psychopharmaka vermieden werden. Wie schwierig ist die Position des Kinderpsychiaters, wenn er sich gezwungen sieht, Kollegen zu einer Behandlung in ihrem Fachgebiet aufzufordern!

Bei einer Schilddrüsenunterfunktion erscheinen folgende unspezifische Frühsymptome:

- Kälteintoleranz
- Haarausfall
- Verstopfung

Später können folgende Symptome hinzukommen:

- Verlangsamter Puls und verlangsamter Stoffwechsel – erhöhtes Risiko von Arteriosklerose und deren Folgeerkrankungen (Herzinfarkt, Schlaganfall, Durchblutungsstörungen der Beine)
- Herzmuskelschwellung und Veränderung der elektrischen Herzsignale
- Blutarmut
- Schmerzen in Muskeln und Gewebe
- Störungen des Knochen- und Knorpelaufbaus
- Wassereinlagerungen (Myxödem), Gewichtszunahme trotz reduzierter Nahrungsaufnahme
- Libido- und Potenzstörungen sowie Zyklusstörungen und Unfruchtbarkeit

Die Parallelen zu den Symptomen eines ADS liegen in folgenden Symptomen:

- Einschränkung der geistigen Leistungsfähigkeit
- depressive Gereiztheit
- Konzentrationsprobleme
- Antriebsschwäche
- Müdigkeit und vermehrtes Schlafbedürfnis

So unkompliziert die Behandlung einer Schilddrüsen-Unterfunktion auch ist, ihre Diagnose ist gar nicht so einfach. Blutuntersuchungen (fT3, fT4, TSH, Antikörper: TRAK,Tg-AK,TPO-AK) und bildgebende Verfahren (Sonografie, CT, MRT, Szintigrafie) geben zwar konkrete Hinweise auf die Krankheit; unter Umständen werden auch Gewebeproben entnommen. Doch es gibt keinen Grenzwert, der für alle Menschen gleich den Scheidepunkt zwischen »krank« und »gesund« bestimmt. Zunehmend erkennt man die große Bedeutung der Interpretation von Laborbefunden des Steuerhormonspiegels (TSH). Die anzustrebenden TSH-Werte unterliegen nicht nur alterstypischen Schwankungen, sie sind auch von Patient zu Patient verschieden.

Bei Erwachsenen liegt der TSH-Grenzwerte, ab dem eine Behandlung angezeigt ist, bei 4,0 mU/l. Diesen Wert wollen nicht wenige Fachleute gerne niedriger setzen, denn bereits ab einem TSH-Wert von 2,5 mU/l können erkennbare Symptome mit Krankheitswert auftreten. Der gültige Grenzwert für Kinder wurde erst kürzlich sogar auf 6,0 mU/l angehoben. Parallelen zur Abgasmessung in der Autoindustrie drängen sich auf: Je höher der »Normal«-Wert angesetzt wird, desto weniger Auffälligkeiten sind zu behandeln. De facto aber bleibt mit relativ hohen Grenzwerten in vielen Fällen eine Schilddrüsenunterfunktion unbehandelt.

Fallbeispiel Niklas: *Niklas kommt mit fast fünf Jahren erstmals in meine Behandlung, seine Symptomatik ist die eines ADS. Er wirkt unruhig, impulsiv und ist laut der Erzieherinnen des integrativen Kindergartens, den er besucht, ›nicht gruppenfähig«. Zuvor waren bereits einige Fördermaßnahmen eingeleitet worden: Frühförderung, Ergotherapie und Krankengymnastik. Erwähnenswert aus der Vorgeschichte ist, dass bei der Mutter ein Schwangerschaftsdiabetes bestand und Niklas in der 40. Schwangerschaftswoche nach Geburtsstillstand per Notkaiserschnitt auf die Welt kam. Eingestellt wird er von mir auf Amphetaminsulfat mit zunächst guter Wirkung auf Konzentration und Verhalten.*

Nach dieser Intervention besteht zwei Jahre lang kein Kontakt zur Familie. Dann erfolgt eine Wiedervorstellung, weil nach der Einschulung die gleichen Probleme wie zuvor aufgetaucht sind (siehe Abbildung 8). Niklas hat zwar einige Zeit recht gut auf das Amphetaminsulfat angesprochen, doch offenbar hat sich inzwischen ein Wirkverlust der ADS-Medikation ergeben. Nach eingehender Anamnese stellt sich nun heraus, dass die eigentliche Ursache für seine Verhaltensauffälligkeiten gar kein ADS, sondern eine Schilddrüsenunterfunktion ist. Sein TSH-Wert liegt bei 9,3 mU/l, also weit über dem aktuell geltenden Grenzwert von 6,0 mU/l – und fast beim Vierfachen des Wertes von 2,5 mU/l, ab dem erfahrungsgemäß eine Abklärung angebracht ist.

Erst die Behandlung der Hypothyreose führt zur Heilung: Niklas wird auf 175 µg L-Thyroxin eingestellt. Bei der letzten Kontrolle ist seine Konzentrationsfähigkeit so gut, dass auf eine ADS-Behandlung mit Amphetaminsulfat verzichtet werden kann (siehe Abbildung 9).

OPATUS® CPTA 6-12 Jahre

Administriert von:
Praxis Dr. Meyers

Klienten-Nummer: Case Niklas (M)

Klinik Id.: XX - nn - 1 | Datum: - . - . - | Zeit: - : - | Geburtstag: - . - . - | Alter: 9 J. 0 Mo. | Test Nr.: **1**

Medikamente			Diagnose	Selbsteinschätzung
Name	Dosis	Nach	F90.1	Aktivität: 50
Amphetaminsulfat	10.0	1:20		Impulsivität: 50
				Unaufmerksamkeit: 50

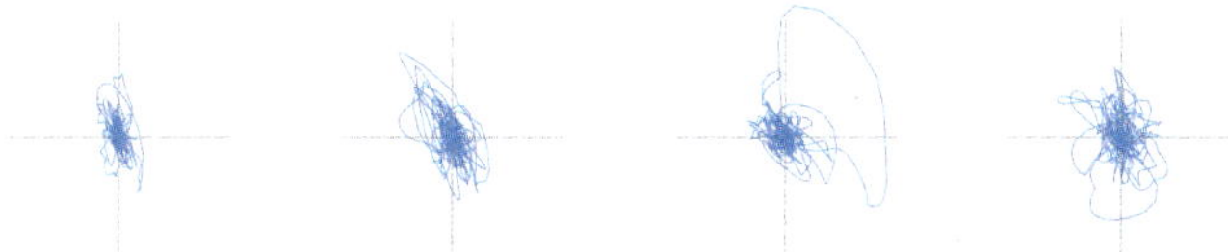

Aktivität über die Zeit

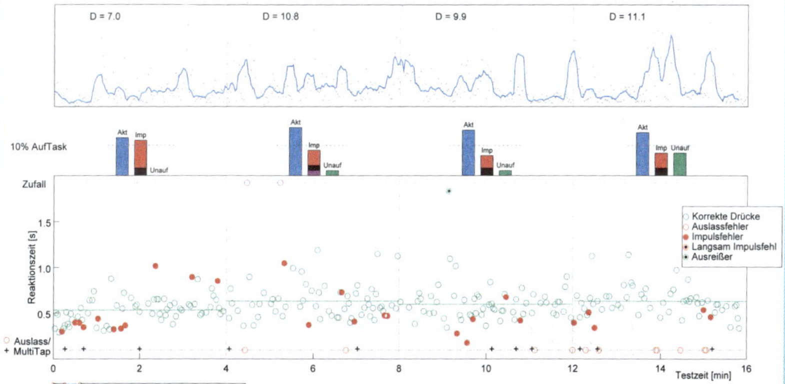

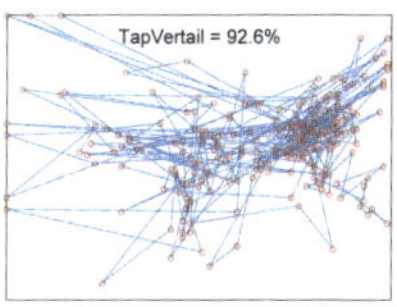

Ergebnisse Tap

Tap Rate [%]	112
Multi Tap [#]	11
Ausreißer [#]	1
Zufall [#]	2

Ergebnisse Aktivität — Referenz: N = 77

	Messung	Z-Wert	Perzentile
Distanz [m]	38.7	2.6	99
Volum [cm3]	23.3	> 3.0	99
Zeit im Bewegung [%]	86.6	2.5	99

Ergebnisse Impulsivität & Unaufmerksamkeit

	Messung	Z-Wert	Perzentile
Reaktionszeit [ms]	597	1.8	97
ReaktionszeitVar [ms]	162	0.5	68
Normalisiert Var. [%]	27	-0.4	33
Impulsfehler [%]	12.1	-0.7	25
Auslassfehler [%]	4.6	-0.5	30
Fehlerrate [%]	8.3	-0.7	23

SW: 1.6 RG: 1.0 DB: 0.3 FF: 1.3 1026d1 — www.opatus.se — Report erztellt am: 01 Feb 2022 um 00:47

***Abbildung 8:** Niklas – vor der Schilddrüsenbehandlung ist er impulsiv, reizbar, flüchtig, unkonzentriert und hyperaktiv. Eine Behandlung mit ADS-Medikation (Amphetaminsulfat) war nicht erfolgreich.*

OPATUS OBJECTIVE PROFILING

Kind Test

Klienten-Nummer:

Klinik Id.:

Datum:
Zeit:

Geburtstag:
Alter:

Test Nr.: **4**

Medikamente	Diagnose	Einschätzung
Nicht angegeben	Nicht angegeben	Nicht angegeben

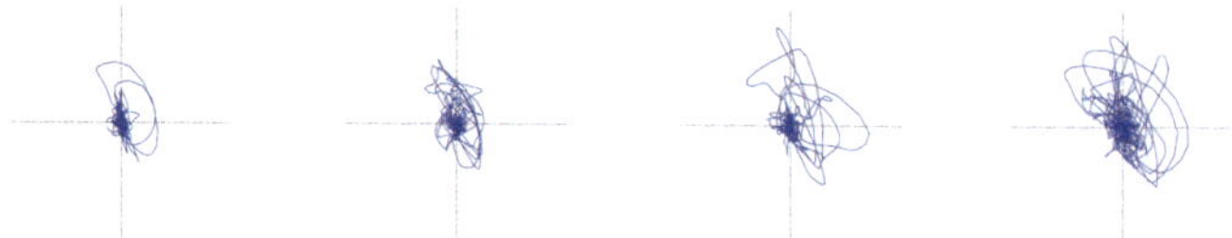

Aktivität über die Zeit

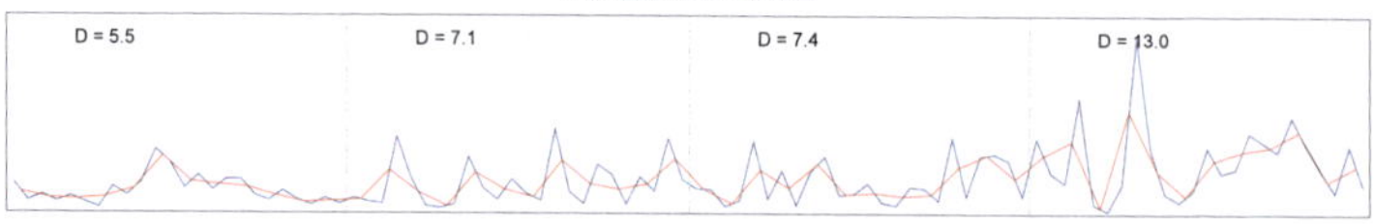

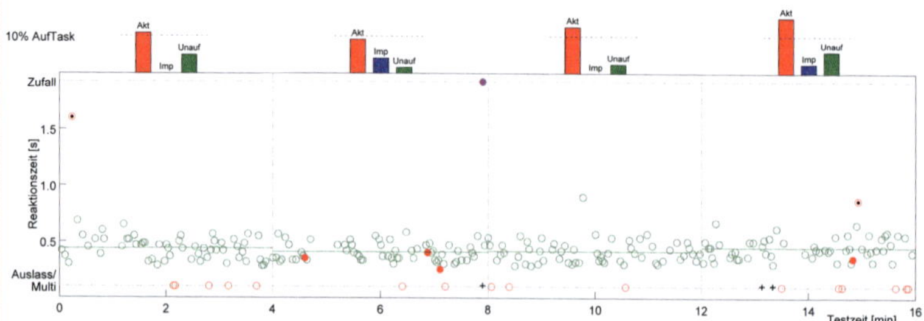

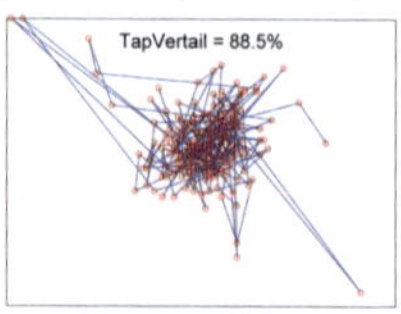

Ergebnisse Tap

Tap Rate [%]	98
Multi Tap [#]	3
Ausreißer [#]	0
Zufall [#]	1

Ergebnisse Aktivität — Referenz: N = 77

	Messung	Z-Wert	Perzentile
Distanz [m]	33.1	3.0	99
Volum [cm3]	18.2	2.9	99
Zeit im Bewegung [%]	73.8	2.5	99

Ergebnisse Impulsivität & Unaufmerksamkeit

	Messung	Z-Wert	Perzentile
Reaktionszeit [ms]	427	0.6	74
ReaktionszeitVar [ms]	94	0.6	71
Normalisiert Var.	22	-0.1	44
Impulsfehler [%]	2.5	-1.6	5
Auslassfehler [%]	6.7	2.3	99
Fehlerrate [%]	4.6	-0.6	27

SW: 1.9 RG: 0.7 DB: 0.3 FF: 1.4 1026d1 www.opatus.se Report erztellt am: 30 Jan 2018 um 16:21

Abbildung 9: *Niklas – mit Substitution von 175 µg L-Thyroxin ist Niklas psychiatrisch und von seiner Konzentrationsfähigkeit her normal; der TSH-Wert liegt unter 2,0 mU/l.*

Weiterführende Literatur zum Thema Schilddrüsen-Fehlfunktionen

1. Karges, B., Pfäffle, R., Karges, W.: Hypo- und Hyperthyreose im Kindes- und Jugendalter; Kinder- und Jugendmedizin 4/2005.
2. Lazar, L., et al.: Natural History of Thyroid Funktion Test over 5 Years in a Large Pediatric Cohort; jcem.endojournals.org; J. Clin.Endocrinol Metab. May 2009, 945(5): 1678-1682.
3. Feldkamp, J.: www.forum-schilddrüse.de
4. Borchard-Tuch, C.: Schilddrüse kann schon Kinder plagen; http://www.pharmazeutische-zeitung.de/index.php?id=32844.
5. Medical Tribune 40. Jahrgang Nr. 37, 16.09.2005: TSH-Grenzwerte von 4mU/l zu hoch – Auch subklinische Hypothyreose behandeln!
6. Mann, K.: Klinik f. Endokrinologie, Universitätsklinikum Essen: Hypothyreose – wann, wie behandeln? Arzneimitteltherapie 2004;22;301-303.
7. Kaplowitz, P. B., Div. of Endocrinology, NMC, George Washington University: Subclinical Hypothyroidism in Children: Normal Variation or Sign of a Failing Thyroid Gland? Int. Journal of Pediatric Endocrinology Vol 2010, Art. ID 281453 Im Überblick: Schilddrüsendiagnostik und Therapie; www.schilddruese.de
8. Mann, K., Janssen, O. E.: Ab welchem TSH muss substituiert werden? MMW-Fortschr.Med. 148 (2006) 9,26-29/148. Jg.
9. Hintze, G., Derwahl, M.: Hypothyreose – Von der latenten Funktionsstörung zum Koma; Internist 2010-51;568-573; Springer Vlg. 2010.
10. Akca, A., Engelmann, G., Goretzki, P. E., Schwarz, K.: Endokrine Chirurgie im Kindes- und Jugendalter: Schilddrüsenkarzinom und primärer Hyperparathyreoidismus; päd (20) 2014.
11. Büttner, R.: Therapie mit Schilddrüsenhormonen, Vorsicht Fallstricke; Der Allgemeinarzt 7/2012; www.allgemeinarzt-online.de
12. Perez-Lobato, R. et al.: Thyroid status and its association with cognitive functioning in healthy boys at 10 years of age; Eur. J Endocrinol 172/2): 129-139 (2015).
13. Schumm-Draeger, P.-M.: Hypothyreose – Therapie; Dtsch.Med. Wochenschr 2004; 129: 1574-1576; G.Thieme Vlg Stuttgart.

14. Infoline Schilddrüse; Sanofi-Avensis Deutschland GmbH; med-info.de@sanofi.com

Erworbene Schädigungen vor, während und nach der Geburt

Zu den Schädigungen, die ihre Ursache in bestimmten Geschehnissen **vor der Geburt** haben, gehört zum Beispiel die Fetale Alkoholspektrumsstörung FAS. Diagnostizierte vorgeburtliche Schädigungen sind relativ selten, man muss aber von einer großen Dunkelziffer ausgehen.

Zu den wichtigsten Ereignissen, die zu Schädigungen **während der Geburt** führen, zählen:

- alle Vorkommnisse, die einen massiven Sauerstoffmangel zur Folge haben
- Stoffwechselentgleisungen, die nicht umgehend therapeutisch behandelt und ausgeglichen werden
- Infektionen und deren Folgen (zum Beispiel eine Sepsis)
- Folgen intensivmedizinischer Interventionen

Meiner Erfahrung nach werden Eltern nach der Geburt ihres Kindes oft nicht über das volle Ausmaß eventueller Komplikationen aufgeklärt. Außer bei gravierenden Erkrankungen/Behinderungen des Kindes werden sie auch nicht darauf hingewiesen, dass in den kommenden Jahren bestimmte Voruntersuchungen durchzuführen sind. Für mich ist dies ein Anlass, an dieser Stelle für die Einführung einer verpflichtenden neuropädiatrischen/kinderpsychiatrischen Vorsorgeuntersuchung spätestens mit fünf Jahren zu plädieren.

Auf den folgenden Seiten will ich auf diese Störungen näher eingehen:

- Fetale Alkoholspektrumsstörung (FAS)
- Persistierende frühkindliche Reflexe
- KISS- und KIDD-Syndrom

Natürlich können auch Jahre nach der Geburt erworbene Schädigungen Zusammenhänge mit ADS aufweisen. Hierzu gehören unter anderem:

- erworbene Schädigungen durch Drogen
- erworbene Störung durch Mediensucht

Fetale Alkoholspektrumsstörung (FAS)

Unter den vorgeburtlich entstandenen Erkrankungen, die zu ADS oder ADS-ähnlichen Symptomen führen können, möchte ich das Fetale Alkohol-Syndrom herausgreifen, also die Schädigung des Kindes durch Alkohol während der Schwangerschaft. Trotz umfassender Aufklärungskampagnen trinken viele werdende Mütter während der Schwangerschaft Alkohol.

- Kanada: 5,4 bis 7,2 Prozent der Mütter
- USA: 8,0 bis 30,0 Prozent der Mütter
- Europa: 14,4 bis 30,0 Prozent der Mütter
- Nach der zurzeit aktuellsten Studie GEDA aus dem Jahr 2012 besteht in Deutschland bei 20 Prozent der Mütter ein moderater, bei 8 Prozent ein riskanter Alkoholkonsum.

Die daraus folgende Häufigkeit von Fetalen Alkoholspektrumsstörungen liegt in den USA bei 0,2 bis 4,4 Fällen pro 1.000 Geburten; in Europa bei 0,2 bis 8,2 Fällen pro 1.000 Geburten. Damit ist die Fetale Alkoholspektrumsstörung eine der häufigsten angeborenen Erkrankungen. Doch nur bei etwa jedem zehnten Kind mit FAS tritt das Vollbild des Syndroms auf. Weil die Ausprägung in unterschiedlichen Schweregraden auftritt und die Symptomatik bei vielen betroffenen Kindern so wenig auffällig ist, dass die FAS nicht diagnostiziert wird, wird ihre Bedeutung meist unterschätzt.

FAS bei Kindern und Jugendlichen wird diagnostiziert, wenn alle der vier folgenden Kriterien zutreffen:

1. Auffälligkeiten im Wachstum; auffallend ist unter anderem der relativ kleine Kopf der Betroffenen.
2. Auffälligkeiten im Gesicht; bei FAS-Betroffenen fehlt zum Beispiel die Falte zwischen Nase und Oberlippe.
3. ZNS-Auffälligkeiten, die sich in Schwierigkeiten mit der Feinmotorik und vielen weiteren ADS-Symptomen ausdrücken. ZNS = Zentrales Nervensystem
4. Bestätigte intrauterine Alkohol-Exposition. Genau hier liegt ein Problem in der FAS-Diagnostik: Nach den geltenden Leitlinien ist ein FAS nur dann zu diagnostizieren, wenn die Mutter einräumt, dass sie während der Schwangerschaft Alkohol getrunken hat.

Zusammenhang mit ADS: ADS ist Teil der FAS-Symptomatik, Aufmerksamkeitsdefizit und Hyperaktivität gelten als zwei Kernsymptome der vorgeburtlichen Alkoholbelastung.

Weiterführende Literatur zum Thema FAS

1. AUDIT-Fragebogen, http://dip21.bundestag.de/dip21/btd/18/033/1803378.pdf
2. S3-Leitlinie, Diagnose der Fetalen Alkoholspektrumstörungen FASD, KURZFASSUNG, AWMF-Registernr.: 022-025
3. Mukherjee, R. A. S., Hollins, S., Curfs, L.: Fetal alcohol spectrum disorders: is it something we should be more aware of? J R Coll Physicians Edinb 2012; 42: 143–150.
4. Hoyme, H. E., May, P. A., Kalberg, W. O. et al.: A practical clinical approach to diagnosis of fetal alcohol spectrum disorders: clarification of the 1996 Institute of Medicine criteria. Pediatrics 2005; 115: 39–47.
5. Astley, S. J., Clarren, S. K.: Diagnosing the full spectrum of fetal alcohol-exposed individuals: Introducing the 4-digit diagnostic code. Alcohol Alcohol 2000; 35: 400–410.
6. Bertrand, J., Floyd, R. L., Weber, M. K. et al.: Fetal Alcohol Syndrome: Guidelines for Referral and Diagnosis. Atlanta: Centers for Disease Control and Prevention; 2004.
7. Chudley, A. E., Conry, J., Cook, J. L.: et al.: Fetal alcohol spectrum disorder: Canadian guidelines for diagnosis. CMAJ 2005; 172(5 Suppl): S1–S21
8. Mukherjee, R. A. S.: Diagnostic pathways for FASD in the UK: consensus statement. Oxford: FASD Trust, 2013.
9. American Psychiatric Association. Diagnostic and statistical manual of mental disorders, 5th edn (DSM-5). Washington: American Psychiatric Association, 2013.
10. Gregory, G., Reddy, V., Young, C.: Identifying children who are at risk of FASD in Peterborough: working in a community clinic without access to gold standard diagnosis. Adopt Foster 2015; 39: 225–234.
11. Lange, S., Shield, K., Rehm, J., Popova, S.: Prevalence of fetal alcohol spectrum disorders in child care settings: a meta-analysis. Pediatrics 2013; 132: e980–e995.
12. Streissguth, A. P., O'Malley, K.: Neuropsychiatric implications and long-term consequences of fetal alcohol spectrum disorders. Semin Clin Neuropsychiatry 2000; 5:177–190.
13. Spohr, H. L., Willms, J., Steinhausen, H. C.: Prenatal alcohol

exposure and long-term developmental consequences. Lancet 1993; 341: 907–910.
14. Sulik, K. K., O'Moore-Learey, S. K., Godin, E., Parnell, S.: Normal and abnormal embryogenesis of the mammalian brain. In: Preece P., Riley E. P. (eds): Drugs in pregnancy – the price for the child. London: MacKieth Press, 2010.
15. Resendiz, M., Chen, Y., Ozturk, N. C., Zhou, F. C.: Epigenetic medicine and fetal alcohol spectrum disorders. Epigenomics 2013; 5: 73–86.
16. Brown, R. T., Coles, C. C., Smith, I. E. et al.: Effects of prenatal alcohol exposure at school age. II: attention and behaviour. Neurotoxicol Teratol 1991; 13: 369–376.
17. O'Malley, K. D.: Fetal alcohol effect and ADHD. J Am Acad Child Adolesc Psychiatry 1994; 33: 1059–1060.
18. Boyd, T. A., Ernhart, C. B., Greene, T. H., Sokol, R. J., Martier, S.: Prenatal alcohol exposure and sustained attention in preschool years. Neurotoxicol Teratol 1991; 13: 49–55.
19. Oesterheld, J. R., Wilson, A.: ADHD and FAS. J Am Acad Child Adolesc Psychiatry 1997;36: 1163.
20. Rassmussen, C., Benz, J., Pei, J. et al.: The impact of ADHD co-morbidity on the diagnosis of FASD. Can J Clin Pharmacol 2010; 17: e165–e176.
21. Vaurio, L., Riley, E. P., Matteson, S. N.: Differences in executive function in children with heavy prenatal alcohol exposure or attention-deficit/hyperactivity disorder. J Int Neuropsychol Soc 2008; 14: 119–129.
22. Wave, A. L., Crocker, N., O'Brien, J. W. et al.: Executive function predicts adaptive behavior in children with histories of heavy prenatal alcohol exposure and attention-deficit/hyperactivity disorder. Alcohol Clin Exp Res 2012; 36: 1431–1441.
23. Mukherjee, R. A. S., Layton, M., Yacoub, E., Turk, J. T.: Autism and autistic traits in people exposed to heavy prenatal alcohol: data from a clinical series of 21 individuals and a nested case control study. Adv Ment Health Intellect Disabil 2011; 5: 43–49.
24. Mukherjee, R. A. S., Wray, E., Curfs, L., Hollins, S.: Knowledge and opinions of professional groups concerning FASD in the UK. Adopt Foster 2015; 39: 212–224.

25. Mukherjee, R. A. S., Wray, E., Commers, M., Hollins, S., Curfs, L.: The impact of raising a child with FASD upon carers: findings from a mixed methodology study in the UK. Adopt Foster 2013; 37: 43–56.
26. Chandresenna, A., Mukherjee, R. A. S., Turk, J. T.: Fetal alcohol spectrum disorders: an overview of interventions for affected individuals. Child Adolesc Ment Health 2009; 14: 162–169.
27. Ozsarfati, J., Koren, G.: Medications used in the treatment of disruptive behaviour in children with FASD – a guide. J Popul Ther Clin Pharmacol 2015; 22: e59–e67.
28. Mukherjee, R. A. S.: Der Zusammenhang zwischen ADHS und fetalen Alkoholspektrum-Störungen, ADHS in der Praxis, Jahrgang 8, Nr. 1, 2016.

Persistierende frühkindliche Reflexe

Dank der vorgeburtlichen Gehirnentwicklung sind bestimmte Reflexe des ungeborenen Kindes schon in der 16. bis 18. Schwangerschaftswoche einsatzfähig und sorgen dafür, dass das ungeborene Baby – vor allem während des Geburtsprozesses – zu seinem Überleben beitragen kann.

- Kurz vor der Geburt sorgen seine Reflexe für eine Drehung in die Schädellage.
- Während der Geburt machen es die Reflexe des Babys möglich, dass es sich durch den Geburtskanal windet; ohne seine Mithilfe wäre eine (natürliche) Geburt gar nicht möglich.
- Reflexe sind zentral daran beteiligt, dass das noch Ungeborene die Kompression der Nabelschnur (und damit einen vorübergehenden Sauerstoffmangel) während einer Presswehe unbeschadet übersteht.
- Auch nach der Geburt gewährleisten Reflexe das Überleben des Neugeborenen. Da ist zum Beispiel

der Saugreflex, der das Baby sofort nach der Geburt in die Lage versetzt, Nahrung aufzunehmen, sowie die Fähigkeit des Säuglings sich umzudrehen, wenn er auf dem Bauch liegt und keine Luft bekommt (der hierfür verantwortliche asymmetrisch-tonische Nackenreflex ATNR wird weiter unten eingehender erläutert).

Nach der Geburt sind die meisten dieser Reflexe nicht mehr nötig, sie behindern sogar eine weitere Entwicklung. So krümmt ein Baby automatisch seine Zehen, wenn seine Fußsohlen berührt werden. Würde dieser Reflex bestehen bleiben, könnte es niemals laufen lernen. Die frühkindlichen Reflexe müssen also durch neue Reaktionsmuster ersetzt werden, zum Beispiel durch unwillkürliche Bewegungen, die für das Gleichgewicht beim Gehen sorgen. Bei völlig unproblematischem Schwangerschafts- und Geburtsverlauf ist diese Umwandlung – man spricht auch von der »Integration der Reflexe« – bis zum Ende des ersten Lebensjahres abgeschlossen. Verlaufen Schwangerschaft, Geburt und/oder die Entwicklung in den ersten sechs Lebensmonaten dagegen nicht planmäßig, kann es sein, dass die frühkindlichen Reflexe nicht vollständig gelöscht werden.

Zusammenhang von persistierenden frühkindlichen Reflexen mit ADS: Sehr häufig sind bei ADS-Betroffenen Entwicklungsstörungen der Motorik und Sensomotorik zu finden. Speziell sind Körpereigenwahrnehmung, Feinkoordination und Gleichgewichtsregulation betroffen. Der Grund liegt meist in Restreflexen, die die Lernleistung des Gehirns behindern. Weil sie impulsive Reaktionen auf Reize herausfordern, die für andere

Menschen kaum eine Bedeutung haben, besteht bei Menschen mit Restreflexen ganz allgemein eine motorische Unruhe. Relativ häufig ist auch die Konzentrationsfähigkeit betroffen, denn jederzeit kann ja ein Reiz die Betroffenen aus der Ruhe bringen. Persistierende frühkindliche Reflexe können allerdings auch ganz andere Folgen als ein ADS haben: Sie können zum Beispiel Angststörungen verursachen und Autismus imitieren.

Die Bedeutung der persistierenden frühkindlichen Reflexe für die ADS-Diagnostik soll im Folgenden an zwei Beispielen verdeutlicht werden.

Die **MORO-Reaktion** wird bei Neugeborenen ausgelöst, wenn ihr Kopf plötzlich nach vorne, zur Seite oder nach hinten abkippt (ein guter Grund, nicht mit ihnen Hoppe-Hoppe-Reiter zu spielen). Auch ein lautes Geräusch oder plötzlicher, greller Lichteinfall ruft die MORO-Reaktion auf den Plan. Automatisch spreizt der Säugling dann Arme und Beine vom Körper ab, macht also den Brustkorb weit, und atmet hastig und tief ein. Genau dies hilft ihm beim ersten Atemzug nach seiner Geburt. Danach zieht das Baby Arme und Beine wieder an den Körper heran und atmet aus – meist in Form eines Schreies. Für das Kind ist die MORO-Reaktion Stress pur: Stresshormone werden freigesetzt, Atem und Herzschlag beschleunigen sich und der Blutdruck steigt an.

Bildet sich die MORO-Reaktion in den ersten Lebensmonaten nicht vollständig zurück, laufen Kinder und auch Erwachsene in jeder Minute ihres Lebens Gefahr, durch eigentlich ganz normale Bewegungsabläufe oder Umwelteinflüsse unwillkürlich in größte Alarmbereitschaft versetzt zu werden. Jede überraschende Situation kann sie dann in einen psychischen und körperlichen Ausnahmezustand katapultieren.

Fallbeispiel Anton – persistierende MORO-Reaktion: *Anton ist neun Jahre alt und schwerhörig. Er geht auf eine Förderschule für Hörgeschädigte in Klasse 3. Er mag die Schule, er fühlt sich wohl in seiner Klasse und er hat auch seine Klassenlehrerin sehr gerne. Anton fühlt sich akzeptiert und hat abgesehen von leichten Konzentrationsproblemen und einem verschwindend geringen Artikulationsproblem (er spricht nicht alle Worte ganz präzise aus) keine Probleme, denn er ist mit einem Hörgerät versorgt, das sein Handicap beseitigt, wenn er es trägt.*

Bei einem Ausflug ins Grüne spielen und plantschen die Kinder an einem kleinen Bachlauf. Damit die Hörgeräte nicht nass werden, haben sie diese vorher auf einem Tisch abgelegt. Dann signalisiert die Lehrerin ihnen, dass das Spiel zu Ende ist. Alle sollen jetzt wieder vom Bach durch das kleine Ufergebüsch zurück zum Tisch gehen und sich ihre Hörgeräte wieder einsetzen. Auch Anton folgt dieser Aufforderung. Er läuft durch Laub und Gebüsch in Richtung Tisch. Seine Lehrerin geht direkt hinter ihm. Sie bemerkt einen etwas dickeren Ast auf der Erde, über den Anton stolpern könnte, und möchte ihn warnen. Weil sie ihn nicht ansprechen kann, denn er würde sie ja nicht hören, fasst sie ihn von seitlich hinten an die Schulter, um seine Aufmerksamkeit zu bekommen. Genau dadurch wird Antons MORO-Reaktion auslöst: Seine Arme schlagen aus, die Nase der Lehrerin ist gebrochen. Anton tut das sehr leid, er weiß gar nicht, warum er das gemacht hat.

Der **Asymmetrisch-tonische Nackenreflex (ATNR)** wird aufgrund seines Bewegungsablaufes auch Fechterhaltung genannt. Dreht das Baby den Kopf zur einen Seite, strecken sich Arm und Bein zur selben Seite, während sie sich auf der anderen Seite beugen. Diese Bewegung sorgt etwa ab der achtzehnten Schwangerschaftswoche für Drehbewegungen in der Gebärmutter (ab dieser Zeit spürt die Schwangere die Bewegungen ihres Kindes) und unterstützt später im Geburtsverlauf die spiralförmigen Drehbewegungen, mit denen sich das Baby durch den Geburtskanal zwängt.

Bei größeren Kindern und Erwachsenen ist der ATNR nur noch in sehr abgeschwächter Form vorhanden. Wir merken ihn, wenn wir hinfallen und automatisch die Arme in Blick- und deshalb meist auch Fallrichtung ausstrecken. Ein in zu starker Form noch vorhandener ATNR kann Auslöser sein für

- Angstreaktionen in eigentlich unkritischen Situationen,
- Übelkeit und Schwindel beim Autofahren,
- Lese- und Schreibstörungen, da er die Gleichmäßigkeit von Augenfolgebewegungen beeinträchtigt.

Fallbeispiel Amelie – persistierender asymmetrisch-tonischer Nackenreflex (ATNR): *Amelie ist 14 Jahre alt und kommt wegen Angst- und Panikzuständen, die ihr zunehmend Probleme machen, zu uns in die Praxis. Sie zieht sich zurück, hat kaum noch Freundschaften, zweifelt an sich selbst, hat sich in letzter Zeit auch einige Male selbst verletzt.*

Die Überprüfung der frühkindlichen Reflexe gehört bei uns zur Standarduntersuchung aller Kinder und Jugendlichen, die zu uns in die Praxis kommen. Die erfahrene Bewegungstherapeutin bittet Amelie, sich auf ein Rollbrett zu stellen. Der Stand ist sicher, sie hat kein Problem damit. Die Therapeutin stellt sich nun vor Amelie hin, fasst sie an beiden Schultern und dreht sie in einer flüssigen Bewegung um 180 Grad.

Keiner hat mit einer so starken Reaktion gerechnet: Amelie bekommt schlagartig eine Panikattacke, ihr Kreis-

lauf bricht zusammen, kreidebleich sackt sie auf den Boden. Ich werde aus dem Sprechzimmer nebenan gerufen, um erste Hilfe zu leisten. Es dauert knapp 15 Minuten, bis sich der Kreislauf wieder stabilisiert hat und die Panik abgeflaut ist. Auf meine Nachfrage hin berichtet sie, dass ihr beim Autofahren schnell schlecht werde und sie im Allgemeinen schnelle Bewegungen vermeide.

Neben MORO-Reaktion und asymmetrisch-tonischem Nackenreflex ATNR sind für die ADS-Diagnostik noch von Bedeutung:

- Symmetrisch-tonischer Nackenreflex (STNR)
- Tonischer Labyrinth-Reflex (TLR): STNR und TLR verursachen bestimmte Körperhaltungen in Abhängigkeit von der Kopfbewegung.
- Spinaler Galant-Reflex: Streicht man neben der Wirbelsäule des Kindes entlang, beugt sie sich in Richtung des Reizes. So wie der ATNR sorgt er für unterstützende Bewegungen während der Geburt. Nach dem dritten Lebensmonat sollte er völlig verschwunden sein.

Von pathologisch restaktiven frühkindlichen Reflexen ist die Rede, wenn deren Aktivität auch noch nach viereinhalb Lebensjahren bei über 25 Prozent liegt. Ursache sind Defizite in der Gehirnentwicklung infolge lebensbedrohlicher Ereignisse kurz vor, während oder kurz nach der Geburt. Je nachdem, welches auslösende Ereignis stattgefunden hat, ergibt sich eine individuelle Verteilung der noch restaktiven Reflexe, die die Handlungsmuster des Kindes im Alltag beeinflussen.

Die Betroffenen haben verinnerlicht, dass ihr Körper diese Ereignisse nur durch den Einsatz ihres Alarm- und Lebensrettungssystems in Form der Reflexe überlebt hat. Dieses Wissen wird normalerweise überschrieben, um neuen Erfahrungen Raum zu geben. Doch weil die Reflexe bestehen bleiben, leben die Betroffenen fortan wie in einem Land, in dem Naturkatastrophen, Bombenanschläge, Erschießungen auf offener Straße, Plünderungen usw. zum Alltag gehören. Aus dieser Erfahrung heraus sind sie ständig auf der Hut und versuchen, Situationen zu manipulieren, um sie zu kontrollieren – sei es durch Aggressivität oder auch durch ängstlichen Rückzug. Weil es ja in ihrer Wahrnehmung um ihr Überleben geht, nehmen sie in Kauf, dass ihre Vorsichtsmaßnahmen sie stark einschränken.

Ganz allgemein gilt: Kinder mit persistierenden frühkindlichen Reflexen versuchen über ein großes Maß an Kontrolle äußerer Abläufe die unabsichtliche Auslösung des (Reflex-)Alarms zu vermeiden:

- »Ich will bestimmen, was und wie wir es machen.«
- »Ich mag Rituale und feste Abläufe, aber keine spontanen Überraschungen.«
- »Ich will bestimmen, was ich esse oder anziehe.«
- »Ich mag keine zarte Berührung.«
- »Ich mag bestimmte Konsistenzen von Nahrung nicht im Mund haben.«
- »Ich bin überempfindlich gegen Geräusche oder bestimmte Geschmacksrichtungen oder Gerüche.«
- »Ich mag keine Berührungen von hinten.«

Ich bin sicher, dass mancher Leser nun einige seiner eigenen Verhaltensweisen oder die seines Kindes in einem neuen Licht sehen wird. Diese Reaktion sehe ich jedenfalls sehr häufig im Gespräch mit Eltern von ADS-Kindern in der Praxis.

Es gibt auch einen **direkten Zusammenhang von frühkindlichen Reflexen zur Legasthenie**: Eine Lese- und Rechtschreibschwäche entsteht ursächlich entweder durch eine auditive Hörwahrnehmungsstörung (vergleiche Seite 64) oder durch eine Störung der Verarbeitung optischer Reize. Im letzteren Fall stören ATNR und STNR die Augenmotilität:

- bei restaktivem ATNR springt das Auge innerhalb einer Zeile
- bei restaktivem STNR springt es zwischen den Zeilen hin und her

In beiden Fällen kann sich visuell kein klares und wiedererkennbares Abbild des Wortes abspeichern. Die Folge ist ein langsames und ungenaues Lesen und eine verminderte Fähigkeit, zwischen Richtig- zu Falschschreibung zu unterscheiden. Andererseits hat Legasthenie nicht immer persistierende Restreflexe zur Ursache.

Persistierende frühkindliche Reflexe sind also in doppelter Hinsicht mit der ADS-Symptomatik verbunden: Zum einen lösen sie durch die mangelnde Lernleistung des Gehirns das ADS aus, zum anderen wird bei Schulkindern eine aus bestimmten restaktiven Reflexen folgende Leseschwäche fälschlicherweise als weiteres Zeichen mangelnder Konzentrationsfähigkeit gewertet.

Die gute Nachricht: Persistierende frühkindliche Reflexe können erfolgreich behandelt werden. Dazu zeigen speziell ausgebildete Therapeuten der gesamten Familie bestimmte Bewegungsübungen, die zu Hause täglich für ca. 10 Minuten durchgeführt werden sollen. In diesen Übungen werden im Körperkontakt zu einer Vertrauensperson (am besten Mutter oder Vater) genau die Situationen geübt, die üblicherweise zu Impulsdurchbrüchen führen.

Eine typische Übung, um zum Beispiel die MORO-Reaktion zum Abklingen zu bringen, sieht so aus: Das Kind und die Vertrauensperson sitzen auf dem Boden, das Kind zwischen den ausgestreckten Beinen des Erwachsenen. Es hat die Augen geschlossen, seine Arme überkreuz und die Hände auf die eigenen Schultern gelegt (beim Rechtshänder liegt der rechte Arm über dem linken). Die Beine sind ausgestreckt und ebenfalls gekreuzt. Nun lenkt die Vertrauensperson das Kind ganz langsam nach rechts, bis das Kind fast auf dem Oberschenkel des Erwachsenen aufliegt. Anschließend wird die Bewegung nach links ausgeführt. In bestimmter Abfolge führt der Erwachsene das Kind auch nach vorne und hinten. Genau dies sind die Körperbewegungen, die die MORO-Reaktion und damit Schreckattacken auslösen. Entsprechend groß kann anfangs die Abwehr des Kindes sein. Doch die begleitende Person gibt dem betroffenen Kind Halt und Sicherheit. Innerhalb von wenigen Monaten lernt das Kind, dass es sich der Fremdsteuerung überlassen kann und nicht jede Situation kontrollieren muss, die störenden Reflexe beginnen langsam herunterzufahren. Je nach Ausgangslage sind sie nach einem bis eineinhalb Jahren überschrieben. Bei isolierten Reflexen kann die Bewegungstherapie sogar schon nach einem halben Jahr abgeschlossen sein. Regelmäßige Kontrolluntersuchungen alle drei Monate begleiten diesen Prozess (siehe Seite 191, Publikationen, 2., Bd. 2).

Fallbericht Alexander: *Alexander ist knapp acht Jahre alt und hat ohne für die Eltern erkennbaren Anlass oft extreme aggressive Impulsdurchbrüche. Er schreit laut, wirft Gegen-*

stände durchs Zimmer oder verwüstet es. Erst nach 35 bis 45 Minuten kann er sich herunterregulieren, nicht zuletzt, weil er dann Atemprobleme hat. Anschließend tun ihm seine Ausraster sehr leid und er muss weinen. Die alleinerziehende Mutter ist durch die Situation stark belastet und hat schon psychiatrische Hilfe für sich in Anspruch nehmen müssen.

Auf meine Nachfrage hin erzählt die Mutter von Alexanders Geburt: vorzeitige Wehentätigkeit ab der 30. Schwangerschaftswoche, Not-Kaiserschnitt in der 34. Schwangerschaftswoche bei absinkenden kindlichen Herztönen, Intensivüberwachung nach der Geburt für sechs Wochen. Das Geburtsgewicht lag bei 1.750 g, die Geburtslänge bei 43 cm. APGAR 08/08/08, pH 7,36.

Die weitere kindliche Entwicklung war unauffällig. Erst ab der Einschulung gab es Probleme.

Reflexbefund bei Erstvorstellung in meiner Praxis: Die frühkindlichen Reflexe sind noch hochaktiv.

- *ATNR 75 Prozent*
- *MORO 100 Prozent*
- *STNR 75 Prozent*
- *spinaler Galant 25 Prozent*
- *TLR 50 Prozent*

Die testpsychologischen Ausgangsbefunde ergeben, dass Alexander mit einem IQ 94 normal begabt ist (CFT1). Der OPATUS-Test ergibt eine starke Impulsivität und Hyperaktivität bei nur leichter Flüchtigkeit (siehe Abbildung 10).

OPATUS
OBJECTIVE PROFILING

Kind Test

Klienten-Nummer:

Klinik Id.: Datum: Zeit: Geburtstag: Alter: Test Nr.: **1**

Medikamente	Diagnose	Einschätzung
Nicht angegeben	Nicht angegeben	Nicht angegeben

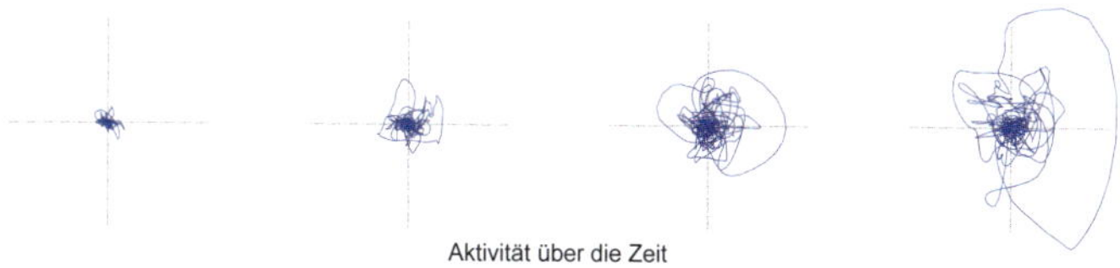

Aktivität über die Zeit

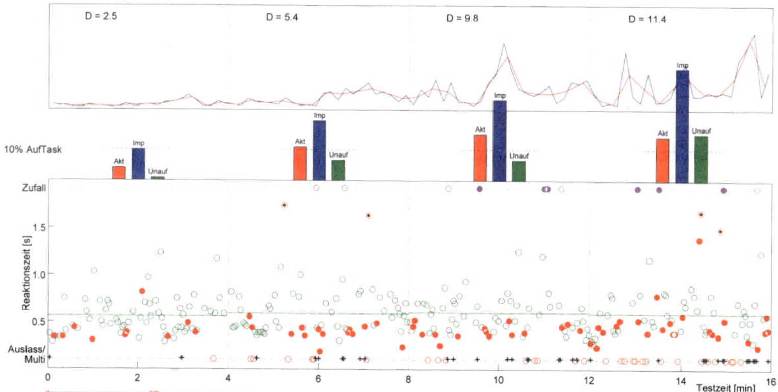

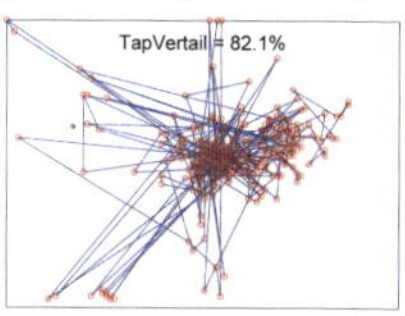

Ergebnisse Tap

Tap Rate [%]	140
Multi Tap [#]	35
Ausreißer [#]	0
Zufall [#]	11

Ergebnisse Aktivität

Referenz: N = 63

	Messung	Z-Wert	Perzentile
Distanz [m]	29.0	0.9	82
Volum [cm3]	18.9	1.4	91
Zeit im Bewegung [%]	73.5	0.7	77

Ergebnisse Impulsivität & Unaufmerksamkeit

	Messung	Z-Wert	Perzentile
Reaktionszeit [ms]	584	0.9	80
ReaktionszeitVar [ms]	199	1.5	94
Normalisiert Var.	34	1.3	90
Impulsfehler [%]	27.9	1.7	96
Auslassfehler [%]	12.9	0.5	71
Fehlerrate [%]	20.4	1.8	97

SW: 1.9 RG: 0.7 FF: 1.4 064e92 www.opatus.se Report erztellt am: 07 Sep 2016 um 10:08

Abbildung 10: *Alexander – vor der Behandlung starke Impulsivität (rote Punkte) von 27,9 Prozent, deutliche Unruhe von 73,5 Prozent und ab der vierten Minute Flüchtigkeit von 12,9 Prozent (rote Kreise).*

Ein Endokrinologe hatte Alexander bereits das Wachstumshormon Somatriptan wegen Minderwuchs verschrieben.

Unsere Behandlung: Psychomotorische Behandlung mit Anleitung der Mutter für tägliche häusliche Übungen über einen Zeitraum von neun Monaten zur Reflexintegration. Rat zum Absetzen des Somatriptans, weil dieses Medikament aggressiv und impulsiv machen kann.

Die Kontrolluntersuchung nach Abschluss der psychomotorischen Behandlung ergibt, dass es keine Erregungsdurchbrüche mehr gibt, die Mutter-Kind-Beziehung ist deutlich stabilisiert. In der Schule macht Alexander erhebliche Fortschritte. Nach knapp eineinhalb Jahren ist die laufende Behandlung abgeschlossen.

Fazit: Alexander hat sich in 1,5 Jahren unter Reflextherapie psychisch stabilisiert; seine Impulsdurchbrüche haben sich beruhigt. Es besteht keine Gefahr mehr, dass er eine ungünstige psychosoziale Entwicklung nimmt. Die alleinerziehende Mutter konnte wieder zur Ruhe kommen und ihre stark belastete Beziehung zu ihrem Kind hat sich wieder verbessert.

Während Alexander aufgrund der bestehenden Restreflexe impulsiv-aggressiv reagiert und schnell hyperaktiv wird, wirkt sich dieselbe Ursache bei Amelie aus dem folgenden Beispiel ganz anders aus. Sie hat zwar genauso Konzentrationsprobleme wie Alexander, ihr Reaktionsmuster ist aber eher depressiv. In beiden Fällen gibt der OPATUS-Test wertvolle Hinweise auf den Behandlungserfolg.

Fallbeispiel Amelie: *Vorstellungsanlass ist Amelies Symptomatik eines ADS mit Hyperaktivität und mit ersten Anpassungsstörungen in Form von Depressivität und Problemen in der sozialen Interaktion in der Klasse und zuhause. Abbildung 11 zeigt das entsprechende OPATUS-Muster.*

OPATUS® CPTA 6-12 Jahre

Administriert von:
Praxis Dr. Meyers

Klienten-Nummer: Case Amelie (W)

Klinik Id.: XX - nn - 1 | Datum: - . - . - | Zeit: - : - | Geburtstag: - . - . - | Alter: 8 J. 1 Mo. | Test Nr.: **1**

Medikamente	Diagnose	Selbsteinschätzung
Nicht angegeben	Nicht angegeben	Nicht angegeben

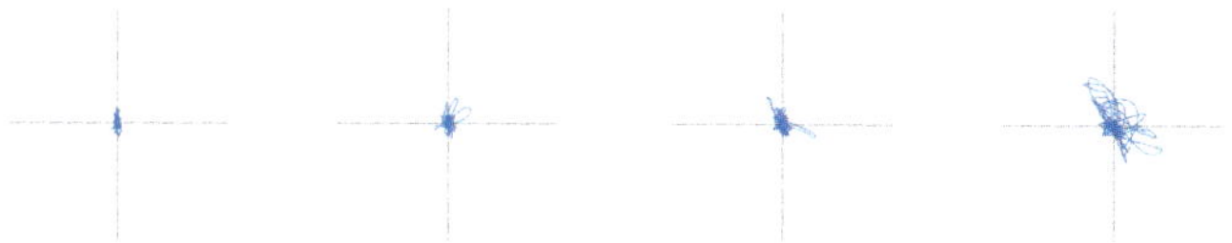

Aktivität über die Zeit

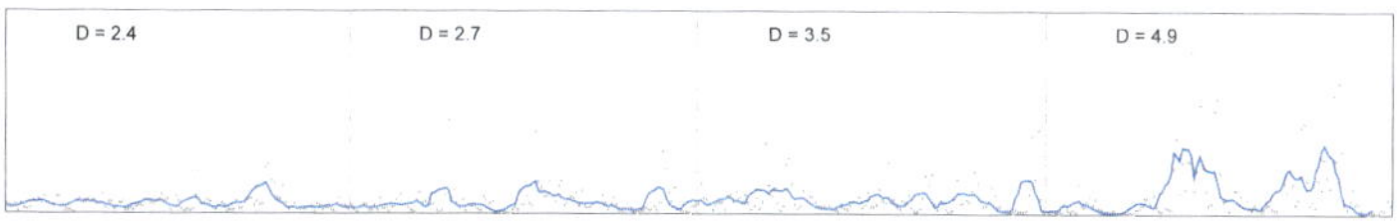

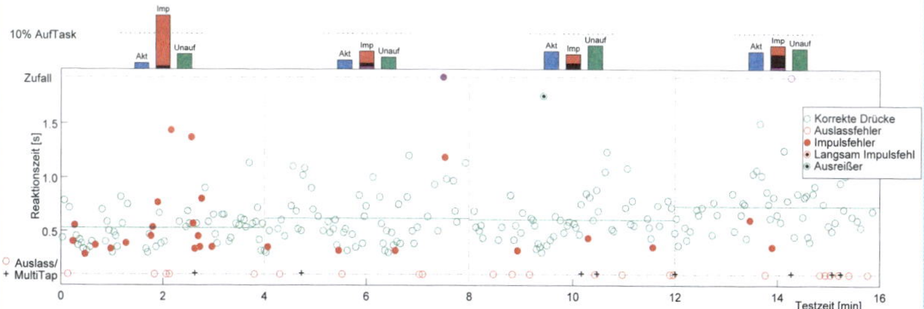

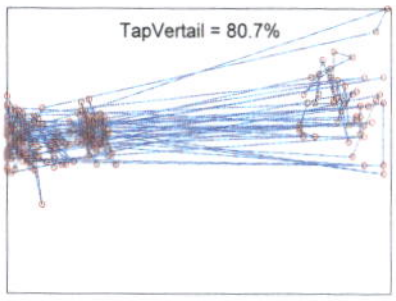

Ergebnisse Tap

Tap Rate [%]	106
Multi Tap [#]	8
Ausreißer [#]	1
Zufall [#]	2

Ergebnisse Aktivität — Referenz: N = 69

	Messung	Z-Wert	Perzentile
Distanz [m]	13.5	-0.7	25
Volum [cm3]	7.2	-0.6	26
Zeit im Bewegung [%]	41.8	-0.2	42

Ergebnisse Impulsivität & Unaufmerksamkeit

	Messung	Z-Wert	Perzentile
Reaktionszeit [ms]	618	2.0	98
ReaktionszeitVar [ms]	222	2.9	99
Normalisiert Var. [%]	36	1.6	95
Impulsfehler [%]	11.2	-0.7	23
Auslassfehler [%]	9.6	0.7	77
Fehlerrate [%]	10.4	-0.3	38

SW: 1.8 RG: 1.0 DB: 0.3 FF: 1.4 5f50d8 www.opatus.se Report erztellt am 01 Feb 2022 um 00:47

Abbildung 11: *Amelie – vor der Behandlung. Hohe Impulsivität zu Testbeginn mit Ermüdungszeichen bereits nach 2 Minuten. Typisch ist auch die motorische Unruhe und Anspannung über den gesamten Testablauf.*

Nach abschließender Behandlung zur Integration der Restreflexe bestehen keine Probleme mehr bezüglich Unruhe, Konzentration und Impulsivität (siehe Abbildung 12). Die ursprüngliche Diagnose ADS löste sich durch die durchgeführte psychomotorische Behandlung vollständig auf. Die seelischen und psychosozialen Anpassungsstörungen bestehen jetzt nicht mehr. Eine medikamentöse Behandlung war zu keinem Zeitpunkt notwendig.

OPATUS
OBJECTIVE PROFILING

Kind Test

Klienten-Nummer:

Klinik Id.:

Datum:
Zeit:

Geburtstag:
Alter:

Test Nr.: **2**

Medikamente	Diagnose	Einschätzung
Nicht angegeben	Nicht angegeben	Nicht angegeben

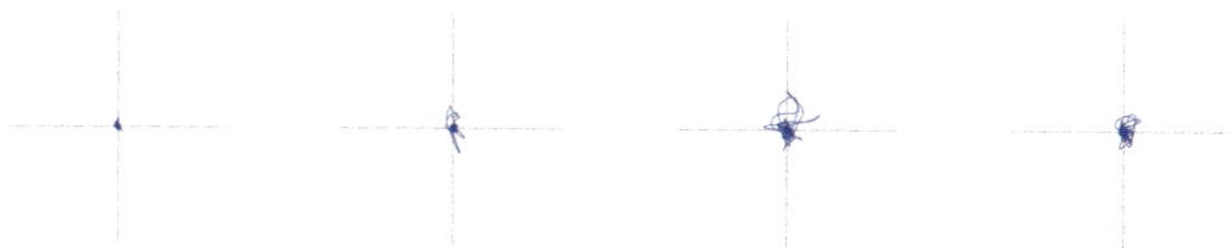

Aktivität über die Zeit

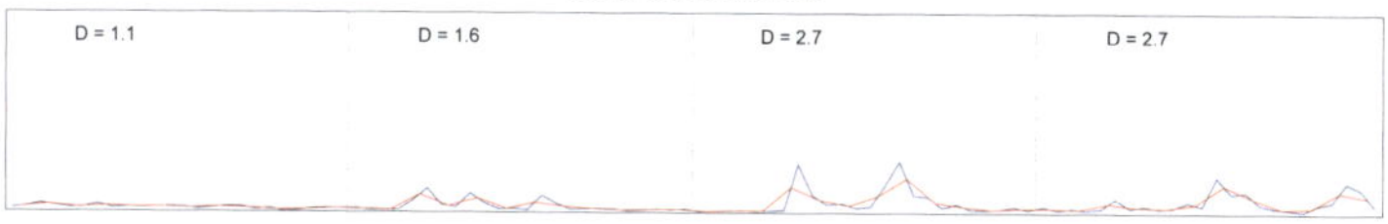

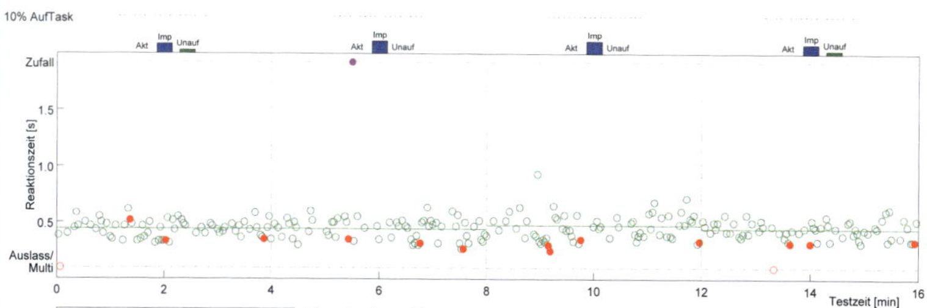

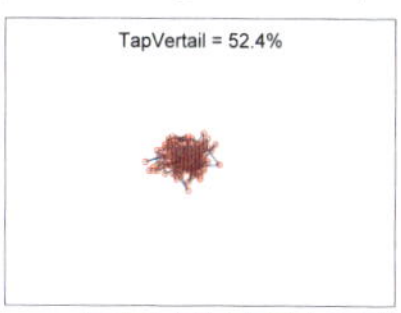

Ergebnisse Tap

Tap Rate [%]	105
Multi Tap [#]	0
Ausreißer [#]	0
Zufall [#]	1

Ergebnisse Aktivität

Referenz: N = 69

	Messung	Z-Wert	Perzentile
Distanz [m]	8.0	-1.0	16
Volum [cm3]	3.6	-1.1	13
Zeit im Bewegung [%]	19.0	-1.0	16

Ergebnisse Impulsivität & Unaufmerksamkeit

	Messung	Z-Wert	Perzentile
Reaktionszeit [ms]	453	-0.2	40
ReaktionszeitVar [ms]	90	-1.4	8
Normalisiert Var.	20	-1.5	6
Impulsfehler [%]	5.4	-1.3	10
Auslassfehler [%]	0.8	-1.1	14
Fehlerrate [%]	3.1	-1.2	11

SW: 1.9 RG: 0.7 DB: 0.3 FF: 1.4 5f50d8 www.opatus.se Report erztellt am: 04 Jan 2018 um 16:39

Abbildung 12: *Amelie – der Konzentrationstest nach Behandlung der Restreflexe ergibt eine gute Ausdauer und Konzentration über den gesamten Testablauf. Die Fehlerrate ist jetzt besser als für ihre Altersgruppe erwartet.*

Weiterführende Literatur zum Thema Restreflexe

1. https://fiddplus.de/primitive-fruehkindliche-oder-baby-reflexe (Stand 07.09.2022); zu persistierenden Reflexen uns ADS: https://youtu.be/sr7c-OlpDek (Stand 07.09.2022).
2. Goddard Blythe, S.: Greifen und BeGreifen. Wie Lern- und Verhaltensstörungen mit frühkindlichen Reflexen zusammenhängen, 6. aktualisierte und erweiterte Neuauflage, VAK Verlag, Freiburg 2005.
3. Goddard Blythe, S.: Warum Ihr Kind Bewegung braucht, VAK Verlag, Freiburg 2005.
4. Beigel, D.: Flügel und Wurzeln. Persistierende Restreaktionen frühkindlicher Reflexe und ihre Auswirkungen auf Lernen und Verhalten, Verlag modernes lernen, Dortmund 2003.
5. Hansen-Lauff, T.: Neurophysiologische Entwicklungsförderung – NDT/INPP®: vorübergehende Modeerscheinung oder ernstzunehmende Ergänzung bestehender Therapieangebote?, in: praxis ergotherapie, Heft 4, August 2004, S. 202-208.
6. Hansen-Lauff, T.: (Wunsch)Kaiserschnittkinder, in: Deutsche Hebammenzeitschrift 4/2005, S.51-56.
7. Eliot, L.: Was geht da drinnen vor? Die Gehirnentwicklung in den ersten fünf Lebensjahren, Berlin Verlag, Berlin 2001.
8. http://www.doccheck.com/de/document/3256-fruehkindliche-reflexe
9. Hüther, G., Krens, I.: Das Geheimnis der ersten neun Monate, Weinheim und Basel, Beltz, 2009.
10. Kandel, E. R., Schwartz, J. H., Jessell, T. M.: Principles Of Neural Science, Connecticut, Appleton & Lange, Simon & Schuster Business and Professional Group, 1991.
11. Meyers, R.: (Über)Leben mit Reflexen, Band 1 und Band 2.
12. O'Dell, N., Cook, P.: Stopping Hyperactivity – A New Solution, New York, Avery Publishing Group, 1996.
13. Peters, A.: Bewegungsanalysen und Bewegungstherapie im Säuglings- und Kleinkindalter, Stuttgart, Fischer, 1982.
14. Piaget, J.: Das Erwachen der Intelligenz beim Kinde, Stuttgart, Klett, 1976.

15. Stemme, G., v. Eickstedt, D.: Die frühkindliche Bewegungsentwicklung,Düsseldorf, Verlag Selbstbestimmtes Leben, 1998.

KISS- und KIDD-Syndrom

Es ist bekannt, dass es bei schwierigen Geburten – zum Beispiel durch den Einsatz von Zange oder Saugglocke – zu einer Fehlstellung des Atlas-Wirbels kommen kann. Die Blockade der Beweglichkeit der Halswirbel führt zum sogenannten KISS-Syndrom (Kopfgelenk-induzierte Symmetrie-Störung); erfahrene Ärzte erkennen es an der Einschränkung bestimmter Bewegungsmuster. Der verrutschte Wirbel führt auch zu einer Beeinträchtigung der Funktion des wichtigsten Nervs des vegetativen Nervensystems, des *Nervus vagus*. Er wird chronisch gereizt, was zu permanenter Irritation und ständigen Angstgefühlen führen kann – Kinder mit KISS-Syndrom sind oft sogenannte Schreikinder.

Zusammenhang mit ADS: Das KISS-Syndrom beeinträchtigt die Lernfähigkeit des Gehirns, sodass die frühkindlichen Reflexe nicht überschrieben werden können. In weiteren Regelschleifen tragen die persistierenden Reflexe zu weiteren ADS-Symptomen bei: Unruhe, Flüchtigkeit und Impulsivität.

Bleibt das KISS-Syndrom unbehandelt, verschlimmern sich die Symptome zusehends. Es hat sich eingebürgert, in späteren Phasen nicht mehr von einem KISS-, sondern von einem KIDD-Syndrom zu sprechen; die Abkürzung steht für »Kopfgelenks-induzierte Dyspraxie und Dysgnosie«.

- »Dyspaxie« bedeutet, dass das Kind seine Bewegungen nur schlecht koordinieren kann, mit anderen Worten: Es stellt sich ungeschickt an, stolpert viel und fällt häufig hin.
- »Dysgnosie« bedeutet, dass die Wahrnehmungsfähigkeit des Kindes gestört ist und Informationen nur eingeschränkt verarbeitet werden.

KISS- und KIDD-Syndrom sind also auf dieselbe Störung zurückzuführen: einen verrutschten Halswirbel. Die KIDD-Symptomatik ist jedoch aufgrund von schon länger bestehenden Leistungsdefiziten des Gehirns meist schwerwiegender.

Fallbeispiel Jan, KIDD-Syndrom: *Die Mutter berichtet, der neunjährige Jan sei in der Schule unkonzentriert, leicht ablenkbar und störanfällig bei Hintergrundgeräuschen. Er arbeite sehr langsam und vergesse schnell das Gelernte. Häufig leide er an Kopfschmerzen.*

Neurologischer Ausgangsbefund: Schultertiefstand rechts, Kopfschiefhaltung nach rechts, leichte Einschränkung der Kopfdrehung nach links, Verspannungen im Bereich der Hals- und Brustwirbelsäule, deutliche Gleichgewichtsunsicherheiten bei Augenschluss. Abbildung 15 zeigt Jans ADS-typische Impulsivität und Flüchtigkeit. Nach chiropraktischer Behandlung wird eine Reduktion der Fehlerquote im OPATUS-CPTa-Test von ursprünglich 11,9 Prozent auf 3,3 Prozent erreicht (siehe Abbildung 16).

OPATUS OBJECTIVE PROFILING | **Kind Test**

Klienten-Nummer:

Klinik Id.: | Datum: Zeit: | Geburtstag: Alter: | Test Nr.: **1**

Medikamente	Diagnose	Einschätzung
Nicht angegeben	Nicht angegeben	Nicht angegeben

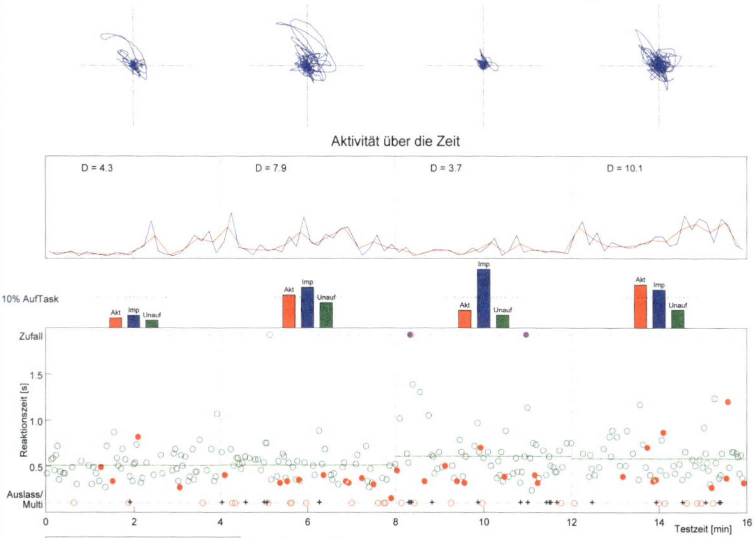

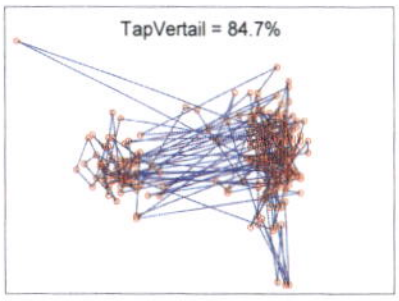

Ergebnisse Tap

Tap Rate [%]	117
Multi Tap [#]	23
Ausreißer [#]	0
Zufall [#]	4

Ergebnisse Aktivität

Referenz: N = 77

	Messung	Z-Wert	Perzentile
Distanz [m]	26.0	1.0	83
Volum [cm3]	14.9	1.2	89
Zeit im Bewegung [%]	62.9	1.2	89

Ergebnisse Impulsivität & Unaufmerksamkeit

	Messung	Z-Wert	Perzentile
Reaktionszeit [ms]	550	1.1	87
ReaktionszeitVar [ms]	190	1.3	91
Normalisiert Var.	35	1.0	84
Impulsfehler [%]	13.3	-0.6	27
Auslassfehler [%]	10.4	0.7	75
Fehlerrate [%]	11.9	-0.2	42

SW: 1.9 RG: 0.7 DB: 0.3 FF: 1.4 44fd2b | www.opatus.se | Report erztellt am: 09 Oct 2017 um 15:17

Abbildung 13: *9-jähriger Junge mit Irritation des Nervus Vagus durch Blockade des Atlasgelenks. Anspannung und Impulsivität über den gesamten Testablauf. Ab der 4. Minute zunehmende Flüchtigkeit. Motorische Unruhe ab Minute 2, zunehmend. Gesamtfehlerrate 11.9 Prozent und ADHS-Symptomatik.*

OPATUS OBJECTIVE PROFILING

Kind Test

Klienten-Nummer:

Klinik Id.: | Datum: | Zeit: | Geburtstag: | Alter: | Test Nr.: **2**

Medikamente	Diagnose	Einschätzung
Nicht angegeben	ADHD	Nicht angegeben

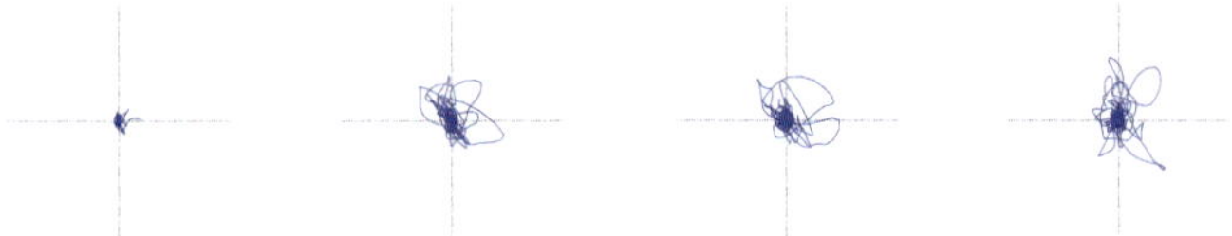

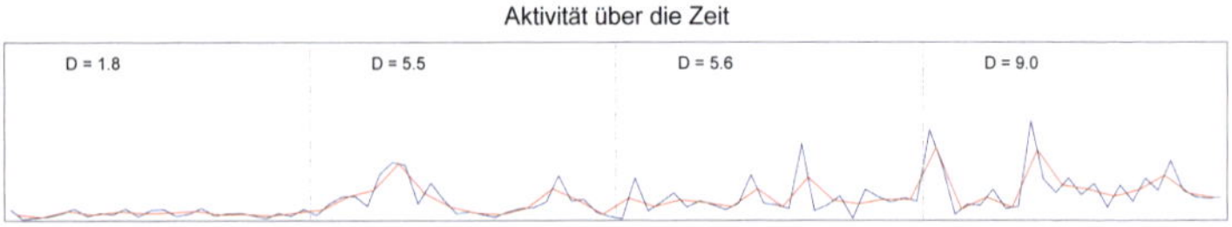

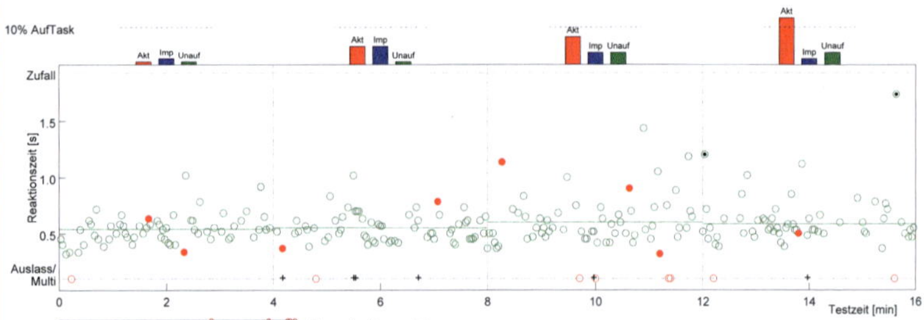

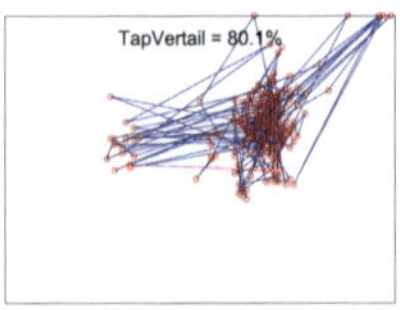

Ergebnisse Tap

Tap Rate [%]	102
Multi Tap [#]	6
Ausreißer [#]	2
Zufall [#]	0

Ergebnisse Aktivität

Referenz: N = 77

	Messung	Z-Wert	Perzentile
Distanz [m]	21.9	0.4	66
Volum [cm3]	11.1	0.2	59
Zeit im Bewegung [%]	54.2	0.6	72

Ergebnisse Impulsivität & Unaufmerksamkeit

	Messung	Z-Wert	Perzentile
Reaktionszeit [ms]	570	1.5	94
ReaktionszeitVar [ms]	153	0.1	56
Normalisiert Var.	27	-0.5	30
Impulsfehler [%]	3.3	-1.6	6
Auslassfehler [%]	3.3	-0.8	21
Fehlerrate [%]	3.3	-1.5	6

SW: 1.9 RG: 0.7 DB: 0.3 FF: 1.4 44fd2b www.opatus.se Report erzteilt am: 18 Oct 2017 um 12:25

Abbildung 14: *Eine Woche später, nach chiropraktischer Behandlung sind die ADHS-Symptome behoben.*

Das KIDD-Syndrom kann auch unabhängig von einem vorhergehenden KISS-Syndrom auftreten. Es ist dann nicht auf einen erschwerten Geburtsprozess zurückzuführen, sondern auf eine ganz andere, spätere Ursache.

Fallbeispiel Marie, KIDD-Syndrom: *Marie feiert ihren neunten Geburtstag. Zusammen mit ihren Freundinnen springt sie stundenlang und wild auf einem Trampolin herum. Irgendwann kann die ermüdete Muskulatur den Kopf nicht mehr halten und mit einem Schlag verrutscht der Atlaswirbel. Maries Kopf steht nun sichtbar schief, doch das bemerkt leider niemand. Marie beklagt sich kurz darauf über Kopf- und Bauchschmerzen sowie über eine in Wellen auftretende Übelkeit. Nach mehreren erfolglosen Arztbesuchen wird Marie für zwei Wochen in eine Kinderklinik eingewiesen. Dort gibt man ihr ein Antibiotikum, in der Hoffnung, so eine eventuell bestehende Entzündung in den Griff zu bekommen. Sechs Wochen nach Maries Geburtstag kommt sie zu mir in die Praxis, wo der Schiefstand erkannt wird. Der verschobene Halswirbel wird von einem Osteopathen eingerenkt, kurz darauf ist Marie wieder beschwerdefrei.*

Weiterführende Literatur zum Thema KISS/KIDD-Syndrom

1. Sacher, R.: Geburtstrauma und (Hals-) Wirbelsäule. Teil I: Klassische geburtstraumatische (Hals-)Wirbelsäulenverletzungen. Manuelle Medizin 41:9–14; Teil II: Peripartale Risikofaktoren für die Entstehung von früh-kindlichen Kopfgelenkblockierungen – eigene Untersuchungen unter Berücksichtigung der ISG-Funktion. Manuelle Medizin 41:15–21; Teil III: Der Einfluss von frühkindlichen Kopfgelenkfunktionsstörungen auf die sensomotorische Entwicklung – manualmedizinische Gesichtspunkte. Manuelle Medizin 41:113–119, 2003.

Ich treffe in der Sprechstunde häufig auf Jugendliche, die gesund leben wollen und aus diesem Grund medikamentösen Behandlungen kritisch gegenüberstehen, aber gleichzeitig Cannabis oder Designerdrogen benutzen, um am Wochenende oder für die Party gut drauf zu sein. Oft muss ich mir sogar ihre Versicherungen anhören, wie cool und ungefährlich der Gebrauch dieser Drogen sei.

Dass Drogen schaden, weiß jeder. Viele Jugendliche und junge Erwachsene, die Drogen konsumieren oder ausprobieren, machen sich aber die Ernsthaftigkeit einer möglichen Schädigung nicht klar. Ganz allgemein gilt: Die Einnahme von Drogen ist ein reines Vabanquespiel. Niemand weiß zuvor, wie sein Gehirn auf bestimmte Stoffe reagieren wird. Schon kleinste Mengen einer Droge, deren Gebrauch im Freundeskreis vielleicht völlig normal ist, können bei einem Menschen zu irreversiblen Schäden führen.

Zusammenhang von Drogenmissbrauch mit ADS: Als allgemeine Symptome nach dem Gebrauch von Drogen treten auf:

- Reizbarkeit
- Depressivität
- Apathie, Müdigkeit, verminderte Ausdauer
- Abnahme der psychomotorischen Geschwindigkeit
- Störungen der Motorik
- Wahrnehmungs-, Gedächtnis- und Angststörungen
- Einschränkung des Planungsvermögens
- Unkonzentriertheit

Dies sind genau die Symptome, für die fälschlicherweise ein ADS verantwortlich gemacht werden könnte. Bei bestehendem ADS verstärken Drogen die ADS-Probleme nur noch. Bei fortgesetztem Konsum ist der Schaden für die Lebensqualität oft nicht wieder gut zu machen, denn es kann zu massivem kognitivem und emotionalem Abbau und in einigen Fällen sogar zur Entwicklung einer exogenen Psychose kommen. Leider ist erst in jüngster Zeit das Problem der sogenannten substanzinduzierten Psychosen in den Fokus der Öffentlichkeit gerückt.

Auch auf zwei weitere Zusammenhänge von Drogenkonsum und ADS will ich hier aufmerksam machen:

- Nicht selten handelt es sich bei der Einnahme von Drogen um einen Selbstbehandlungsversuch von ADS-Betroffenen – die illegalen Substanzen sollen ihnen helfen, mit den vielen Frustrationen zurechtzukommen.
- Im ersten Kapitel war davon die Rede, dass ADS eine erhöhte Gefahr mit sich bringt, eine Abhängigkeit von Drogen zu entwickeln. Aber auch andersherum wird ein Schuh daraus: Werden ADS-Patienten medikamentös behandelt, sinkt das Risiko für einen Substanzmissbrauch um rund ein Drittel. Mehrere Studien berichten von einem protektiven Effekt hinsichtlich einer Suchtentwicklung, wenn Kinder mit Stimulanzien (Amphetamine und Methylphenidat) behandelt werden.

Auf meiner Website www.meyers-dorsten.com gehe ich aus gegebenem Anlass auf verschiedene Drogen ein, die im Umlauf sind. In diesem Buch will ich mich auf eine Droge beschränken, deren Gebrauch unter Jugendlichen sehr verbreitet ist: Cannabis.

Seit Jahrzehnten wird viel über dessen positive Auswirkungen gesprochen. In der Medizin gibt es einige

Anwendungsgebiete für das Wirkungsspektrum von Cannabis:

- schmerzlindernd – bei der Behandlung chronischer Schmerzen
- muskelentspannend – hilfreich zum Beispiel bei Patienten mit multipler Sklerose
- dämpfend auf motorische und teils auch auf vokale Tics – zum Beispiel bei der Behandlung des Tourette-Syndroms
- appetitanregend bei gleichzeitiger Hemmung des Sich-Übergeben-Müssens – bei Chemotherapien und bei der Behandlung von AIDS

Die Anwendung erfordert dringend die Begleitung durch den Arzt. Weil das Suchtpotenzial dieses Stoffes unterschätzt wird, ist sein Konsum in einigen Ländern der Welt jedoch legalisiert worden. Dabei ist bekannt, dass sich der Körper an die Zufuhr von Cannabis gewöhnt und der Stoff immer höher dosiert werden muss, damit der Konsument die angstlösende und euphorisierende Wirkung spürt. Je früher ein Mensch mit dem Konsum von Cannabis beginnt, desto wahrscheinlicher sind irreversible Schäden. Es spricht also vieles dafür, vor allem in jungen Jahren auf den Drogenkonsum zu verzichten. Effektive Bemühungen zur Suchtprävention bei Kindern und Jugendlichen sind im Hinblick auf deren psychische und physische Gesundheit zweifellos eine lohnenswerte Investition in die Zukunft.

Zusammenhang von Cannabiskonsum und ADS: In den ersten Monaten bessert sich die ADS-Symptomatik, doch bald verkehrt sich dieser Effekt in sein Gegenteil. Konzentrationsdefizite, Wahrnehmungsstörungen,

Verträumtheit, impulsives Handeln usw. kommen dann stärker als zuvor zum Tragen. Aus diesem Grund müssen die vielen Anfragen von ADS-Jugendlichen nach einer Cannabis-Verschreibung abgelehnt werden.

Weiterführende Literatur zum Thema Schädigungen durch Drogen

1. Agrawal, A., Budney, A. J., Lynskey, M. T.: The co-occurring use and misuse of cannabis and tobacco: a review. Addiction, 2012, 107(7), 1221-33, www.pubmed.de
2. Borgelt, L. M., Franson, K. L., Nussbaum, A. M., Wang, G. S.: The pharmacologic and clinical effects of medical cannabis, Pharmacotherapy, 2013, 33(2), 195-209, www.pubmed.de
3. Copeland, J., Rooke, S., Swift, W.: Changes in cannabis use among young people: impact on mental health, Curr Opin Psychiatry, 2013, 26(4), 325-9, www.pubmed.de
4. Danovitch, I., Gorelick, D. A.: State of the art treatments for cannabis dependence, Psychiatr Clin North Am, 2012, 35(2), 309-26, www.pubmed.de
5. Grotenhermen, F.: Die Wirkungen von Cannabis und THC, Forsch Kompl Med, 1999, 6, (Suppl 3), 7-44.
6. Grotenhermen, F., Müller-Vahl, K: The therapeutic potential of cannabis and cannabinoids, Dtsch Arztebl Int, 2012, 109(29-30), 495-501, www.pubmed.de
7. Hall, W., Degenhardt, L.: Adverse health effects of non-medical cannabis use, Lancet, 2009, 374(9698), 1383-91, www.pubmed.de
8. Hosking, R. D., Zajicek J. P.: Therapeutic potential of cannabis in pain medicine, Br J Anaesth, 2008, 101(1), 59-68, www.pubmed.de
9. Huestis, M. A., Mazzoni, I., Rabin, O.: Cannabis in sport: anti-doping perspective, Sports Med, 2011, 41(11), 949-66, www.pubmed.de
10. Lader, M.: Addiction and the pharmacology of cannabis: implications for medicine and the law, Med Sci Law, 2009, 49(1), 1-17, www.pubmed.de

11. Leung, L.: Cannabis and its derivatives: review of medical use, J Am Board Fam Med, 2011, 24(4), 452-62, www.pubmed.de
12. Zuardi, A. W.: History of cannabis as a medicine: a review, Rev Bras Psiquiatr, 2006, 28(2), 153-7, www.pubmed.de

Erworbene Störung durch Mediensucht

Auch wenn es bislang noch kein anerkanntes Verfahren für die Diagnose von Medienabhängigkeit gibt, ist doch nicht zu übersehen, dass viele Jugendliche und auch Erwachsene (!) ohne Internet nicht mehr auskommen können. Während Mädchen häufig in den sozialen Medien unterwegs sind, spielen Jungen eher Computerspiele und schauen sich Filme an. 18 bis 20 Stunden Bildschirmzeit am Tag kommen durchaus vor. So wird die soziale Integration teilweise bis auf ein Minimum heruntergeschraubt. Je früher die Jugendlichen damit beginnen, ihr Leben vor dem Bildschirm zu verbringen, desto größer ist das Ausmaß der psychischen Beeinträchtigungen.

Unter anderem leidet die Konzentrationsfähigkeit. Vor allem von Egoshooter-Spielen ist bekannt, dass sie gezielt Konzentrations- und Aufmerksamkeitsfähigkeit abbauen. Denn wer in so einem Spiel gut sein will, muss gezielt das Defokussieren üben. So kann er zum Beispiel einen Gegner, der vom Rand des Spielfeldes kommt, schnell entdecken. Diejenigen, die sich nicht leicht ablenken lassen und sich auf jeweils einen Bildschirmausschnitt konzentrieren, sind schnell aus dem Spiel.

Zusammenhang von Mediensucht und ADS: Die Verhaltensänderungen, die mit einer Internetsucht einhergehen, erinnern an die ADS-Symptomatik:

- Konzentrationsschwierigkeiten
- depressive Verstimmungen und Angststörungen werden verstärkt
- Entwicklungsstörungen manifestieren sich
- wenig Teilhabe an sozialen Gruppen
- Lange Bildschirmzeiten machen schlechte Laune, Eltern von betroffenen Kindern können ein Lied davon singen. Auch wenn der Zugang zum Internet reglementiert wird, ist die Stimmung im Keller – die gesamte Familie leidet dann darunter.

Eine aus einer Zusammenarbeit der Krankenkasse DAK-Gesundheit und des Deutschen Zentrums für Suchtfragen entstandene Studie von 2015 stellt fest, dass mittlerweile jeder fünfte Heranwachsende in Deutschland gereizt und mit Unruhe reagiert, wenn sein Zugang zum Internet beschränkt ist – also mit genau dem Verhalten, das auch für ADS typisch ist. Meist merken die Betroffenen nicht, wie sehr sie ihr Leben durch ihr Suchtverhalten einschränken und sind immun gegen Vorhaltungen aus ihrem Umfeld. Ein massives Abrutschen der Leistung in Schule und Beruf setzt nur selten ein Umdenken in Gang. Die genannte DAK-Studie stellt aber auch fest, dass elf Prozent der 12- bis 17-Jährigen bereits mehrfach versucht haben, ihren Medienkonsum in den Griff zu bekommen. Sie leiden darunter, dass Treffen mit der Familie und mit Freunden in der realen Welt seltener werden und die Leistungen in der Schule absinken.

Ab wann ist jemand mediensüchtig? Folgende Zusammenstellung von Kriterien, die ein psychopathologisch auffälliges, abhängiges Verhalten zur Folge haben können, hat sich bewährt. Wenn mindestens drei der sieben Merkmale zutreffen, spricht man von Internetsucht.

- Einschränkung der Verhaltensmöglichkeiten: Die Beschäftigung mit Computer bzw. Internet ist die wichtigste Aktivität im Tagesablauf und dominiert Denken, Fühlen und Verhalten. Sonstige Lebensaufgaben treten in den Hintergrund und werden nur noch unzureichend wahrgenommen.
- Die Beschäftigung mit Computer bzw. Internet dient dazu, Stress abzubauen: Er wird durch Erregung bzw. Entspannung überdeckt. Auf andere Art und Weise können die Betroffenen kaum noch mit negativen Gefühlen umgehen.
- Immer exzessivere Mediennutzung: Eine anhaltende Wirkung wird nur durch die Steigerung des Nutzungsverhaltens erzielt; bei gleichbleibender Nutzung entfällt der gewünschte gefühlsregulierende Effekt.
- Entzugserscheinungen bei Behinderung oder Reduzierung des Nutzungsverhaltens: Die Reaktion besteht unter anderem in Nervosität, Unruhe, Zittern und/oder Schwitzen.
- Kontrollverlust: Der Betroffene kann sein Nutzungsverhalten nicht aus eigener Kraft begrenzen.
- Stete Gefahr eines Rückfalls: Auch nach Phasen der Abstinenz oder des kontrollierten Nutzungsverhaltens wird das Suchtverhalten wieder aufgenommen.
- Schädliche Konsequenzen für Beruf, soziale Kontakte und Hobbys: Die exzessive Mediennutzung führt zu zwischenmenschlichen Konflikten und psychischen Problemen.

Weiterführende Literatur zum Thema Internetsucht

1. https://erstehilfe-internetsucht.de/
2. www.fv-medienabhaengigkeit.de
3. Computerspiel- und Internetabhängigkeit als Thema der Sucht-Selbsthilfe, Ein Diskussionspapier, Autoren: Ahrens-Lück, Bürkle, Holthaus, Kiepe, Kleinschmidt, Noack, Tremmel, http://www.sucht.org/fileadmin/user_upload/Service/Publikationen/Thema/Position/Medienabhaengigkeit_Thema_der_Selbsthilfe.pdf
4. aerzteblatt.de: Internetsucht: Mehr als jeder siebte Schüler gefährdet, Mittwoch, 23. November 2016
5. Internetsucht: Psychische Störungen werden verstärkt, PP 15, Ausgabe September 2016, Seite 422
6. Onlinesucht – oft zu spät erkannt, Ärztebl 2016; 113(38): A-1658 / B-1398 / C-1374

KAPITEL 4
Medikamentöse Behandlungsmöglichkeiten von ADS

Das Wichtigste in Kürze:

- **Jeder der fünf Wirkstoffe gegen ADS beeinflusst auf seine ganz eigene Art und Weise die Neurotransmitter im Gehirn und damit die Reizverarbeitung.**
- **Die Aufgabe des Arztes ist es, das für den Stoffwechsel seines Patienten passende und damit am besten wirksame Medikament zu finden.**
- **Nicht immer erzielt das erste verschriebene Medikament die gewünschte Wirkung; auch wenn die Nebenwirkungen zu groß sind, macht seine Einnahme keinen Sinn. In solchen Fällen wird ein zweites, vielleicht sogar ein drittes Medikament in Erwägung gezogen.**
- **Eine alle drei Monate stattfindende Kontrolle minimiert die Gefahr einer Über- oder Unterdosierung.**

Das Defizit der Reizverarbeitung bei ADS-Betroffenen führt zu einem gestörten Lernprozess und damit zur ADS-Symptomatik. Dieses Defizit ist jedoch nicht statisch, denn unser Gehirn befindet sich in einem kontinuierlichen Entwicklungs- und Optimierungsprozess – auch im Erwachsenenalter. Jedes Gehirn ist entwicklungsfähig und -willig; von der Natur ist »lebenslanges Lernen« vorgesehen. Ständig werden unbrauchbare Schaltungen aufgelöst und neue, effizientere aufgebaut. Genau in dieser unaufhörlichen Neuverschaltung im Gehirn – also in den Lerneffekten – liegt die große Chance für ADS-Betroffene. Mit einer präzisen und individualisierten – also passgenauen – Behandlung wird das Gehirn gefördert, die Verschaltungen so zu korrigieren, dass eine bessere Reizverarbeitung möglich ist und somit mehr Wohlbefinden und ein sozial angepassteres Verhalten erzielt werden. Das Defizit in der Reizverarbeitung des Gehirns kann also aufgehoben werden.

Verschiedene Therapien dienen dazu, dieser Entwicklung die Steine aus dem Weg zu räumen. Denn damit ein effektiver Lernprozess stattfinden kann, benötigt das Gehirn ja den präzisen Input, über den das »ADS-Gehirn« nicht zuverlässig verfügt. Denn es gelingt ihm ja nicht, den unwichtigen Teil der einlaufenden Informationen auszublenden und sich auf die Sinneseindrücke zu konzentrieren, die relevant sind. Um hier unterstützend einzuwirken, kommen neben der pädagogischen und psychotherapeutischen Behandlung (sie sind Thema des folgenden Kapitels) auch medikamentöse Interventionen zum Einsatz. Sie machen bei der Behandlung von ADS in vielen Fällen überhaupt erst den Weg frei, dass das Gehirn die einlaufenden Reize effektiv bewerten und daraufhin die notwendigen Verschaltungen bilden kann. In Einzelfällen, wenn zum Beispiel Fehlstellungen von Halswirbeln zu einer gestörten Reizübertragung führen, ist auch eine chiropraktische Behandlung sinnvoll.

Meistens werden ADS-Therapien mehrgleisig gefahren; so wird eine Wirkung im Zusammenspiel von pädagogischen und psychotherapeutischen Ansätzen sowie medikamentöser Behandlung erzielt. Manchmal führt es auch erst zum Erfolg, wenn zwei Medikamente gleichzeitig gegeben werden.

Für Patienten mit leichter ADS-Symptomatik kommt auch alternativ eine **homöopathische Konstitutionsbehandlung** infrage, meiner Erfahrung nach bewirkt sie bei etwa der Hälfte der ADS-Betroffenen mit leichter Symptomatik eine Besserung. Es kann also durchaus sein, dass eine nicht-medikamentöse Therapie ausreicht, um den Leidensdruck der Betroffenen in genügendem Umfang abzumildern. Spätestens aber wenn die Symptomatik weder durch Homöopathie noch durch nicht-medikamentöse Therapien (siehe Kapitel 5) in den Griff zu bekommen ist, kommt eine begleitende Medikation ins Spiel.

Medikamente aus der Schulmedizin

Bevor eine Medikation durchgeführt wird, müssen bestimmte Voraussetzungen gegeben sein:

- Die ADS-Diagnose wurde zuverlässig gestellt, einschließlich der Zuordnung zu den Untergruppen unaufmerksamer Typ (ADS), hyperaktiver/impulsiver Typ (ADHS), Mischtyp (vgl. Seite 15).
- Eventuell bestehende Komorbiditäten sind abgeklärt und entsprechende Behandlungen eingeleitet.
- Eine begleitende Aufklärung (Psychoedukation) von Eltern und Betroffenen ist in die Wege geleitet.

Für die Behandlung von ADS kommen folgende fünf Wirkstoffe in Frage:

1. Methylphenidat (Ritalin®, Medikinet®, Equasym®, Concerta® u.a.) ist laut Leitlinien die Erstlinientherapie
2. Imipraminhydrochlorid (Imipramin®)
3. Amphetaminpräparate (Lisdexamphetamin, Dexamphetamin und andere)
4. Atomoxetin
5. Guanfacin XR

Zulassung: Alle genannten Medikamente sind für Kinder ab dem sechsten Lebensjahr zugelassen. Für die Behandlung nach Vollendung des 18. Lebensjahres waren lange Zeit nur Methylphenidat und Imipramin® vorgesehen. Seit April 2019 hat auch Lisdexamphetamin (LDX) als Elvanse adult® die Erwachsenenzulassung. Atomoxetin darf Erwachsenen nur verschrieben werden, wenn die Behandlung schon vor dem 18. Lebensjahr begonnen wurde und wirksam war. Dexamphetamin und Guanfacin sind für Erwachsene nicht zugelassen.

Dosierung: Um die passende Dosierung zu finden, werden zunächst geringe Mengen des Medikaments verabreicht und dann langsam bis zur erwünschten Wirkung erhöht. Die Einstellung wird klinisch und mit dem OPATUS-Test kontrolliert. Diese sogenannte einschleichende Dosierung verhindert Überdosierungen. Auch das Absetzen des Medikaments darf nicht von heute auf morgen geschehen, sondern schrittweise mit immer geringeren Dosen (»ausschleichend«). Der Abschnitt »Die Gefahr einer Über- oder Unterdosierung« ab Seite 153 befasst sich ausführlicher mit der Frage der passenden Dosierung.

Auf den folgenden Seiten werden die einzelnen Medikamente und ihre Anwendung näher beleuchtet.

Methylphenidat (Ritalin®, Medikinet®, Equasym®, Concerta® und andere)

Das mit den Amphetaminen chemisch verwandte Methylphenidat (MPH) wurde 1944 entwickelt; seit 1954 ist es unter dem Namen Ritalin® im deutschsprachigen Raum auf den Markt. Ab 1957 wird Methylphenidat in Amerika zur Behandlung von verhaltensauffälligen Kindern eingesetzt, seit den Sechzigerjahren ist es auch hierzulande ein Standard-Medikament zur Behandlung von Kindern mit ADS. Die gängigen Leitlinien empfehlen bei Betroffenen mit schwerer ADS-Symptomatik (ADS, ADHS und Mischtypen) den Einsatz von Methylphenidat als erste Wahl bei einer pharmakologischen Therapie.

Die positive **Wirkung** von Methylphenidat auf Kinder und auch auf Erwachsene mit ADS ist sehr gut belegt. Das Mittel wirkt fördernd auf Konzentration, verbessert die Organisationsfähigkeit und mindert Impulsivität und Hyperaktivität. Meiner Erfahrung nach liegt die Besserungsquote bei etwa 90 Prozent, das heißt: Nur jeder zehnte Patient spricht nicht wie gewünscht auf das Medikament an. Wird Methylphenidat überdosiert, was nicht selten vorkommt, tritt oft genau das Gegenteil der beabsichtigten Wirkung auf: Der Konzentrationsmangel verstärkt sich.

Darreichungsformen: Die Medikation ist erhältlich in Form von unretardierter 4-Stunden-Wirkung sowie in 8-Stunden- und 12-Stunden-Retard-Zubereitungen, die die Wirkstoffe gleichmäßig über den genannten Zeitraum abgeben.

Nebenwirkungen, die sehr häufig auftreten (in mehr als 10 Prozent der Fälle), sind unter anderem:

- Kopfschmerzen
- Nervosität, Schlafstörungen
- Übelkeit, Mundtrockenheit
- Schweißausbrüche
- Appetitminderung

Fallbeispiel Angela: *Die Dreizehnjährige kommt in Begleitung ihrer Betreuerin zum Erstgespräch. Sie lebt mit sechs Geschwistern, Mutter, Stiefvater und zwei Halbbrüdern in einem Haushalt. Sie berichtet von einer für sie schwierigen Mobbingsituation (Cybermobbing) und dass sie in der Klasse ausgelacht und geärgert wird. Eltern und Lehrer erklären sich so ihre Verhaltensauffälligkeit. Doch in der Untersuchung wird klar, dass ihre Hyperaktivität, Impulsivität und Flüchtigkeit Symptome eines ADS sind. Im ersten OPATUS-CPTa-Test liegt die Fehlerrate bei 23,3 Prozent (siehe Abbildung 15).*

Nach verhaltenstherapeutischer Einzeltherapie und unter Einstellung auf 10 mg Methylphenidat kann die Fehlerrate auf 3,7 Prozent reduziert werden (siehe Abbildung 16). Angela zeigt während des zwanzig Minuten dauernden Tests kaum noch Ermüdungseffekte. Die leichte Ermüdung ab der sechsten Minute (erkennbar daran, dass ab diesem Zeitpunkt vereinzelt langsamere Reaktionen erfolgen) ist in Ordnung und dient mir als Hinweis darauf, dass die Dosis nicht zu hoch gewählt wurde. Auch die leichte Restunruhe zeigt an, dass die Einstellung ausreichend und nicht überdosiert ist.

OPATUS® CPTA 12-18 Jahre

Administriert von:
Praxis Dr. Meyers

Klienten-Nummer: Case Angela (W)

Klinik Id.: XX - nn - 1 | Datum: - . - . - | Geburtstag: - . - . - |
Zeit: - : - | Alter: 14 J. 5 Mo. | Test Nr.: **3**

Medikamente	Diagnose	Selbsteinschätzung
Nicht angegeben	Nicht angegeben	Nicht angegeben

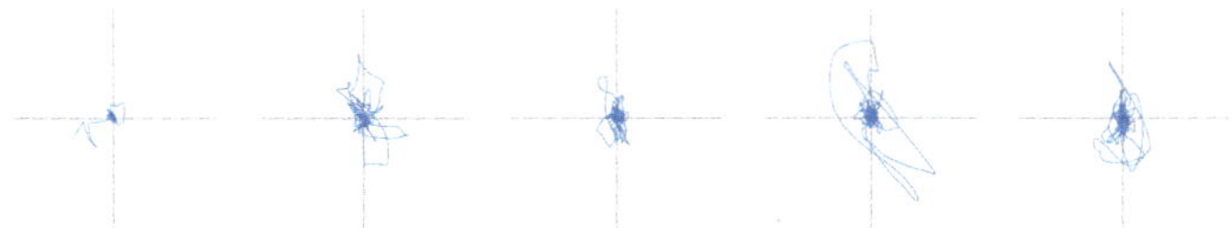

Aktivität über die Zeit

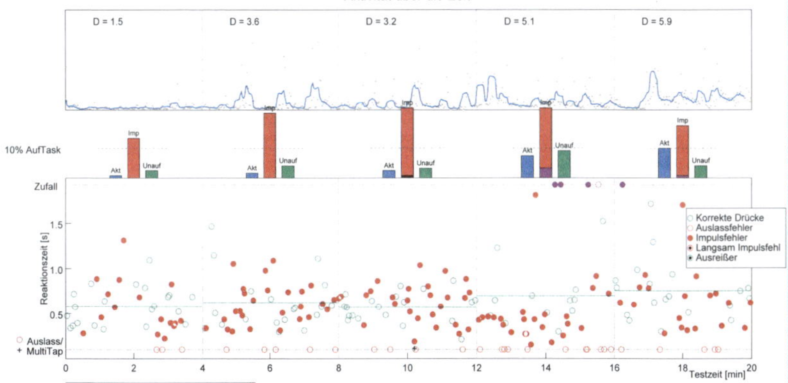

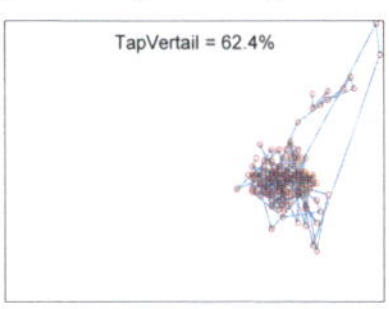

Ergebnisse Tap

Tap Rate [%]	175
Multi Tap [#]	1
Ausreißer [#]	0
Zufall [#]	5

Ergebnisse Aktivität — Referenz: N = 291

	Messung	Z-Wert	Perzentile
Distanz [m]	19.1	1.4	91
Volum [cm3]	10.9	1.5	94
Zeit im Bewegung [%]	40.6	1.5	93

Ergebnisse Impulsivität & Unaufmerksamkeit

	Messung	Z-Wert	Perzentile
Reaktionszeit [ms]	638	0.4	65
ReaktionszeitVar [ms]	276	1.9	97
Normalisiert Var. [%]	43	2.0	97
Impulsfehler [%]	23.5	> 3.0	99
Auslassfehler [%]	23.3	1.3	90
Fehlerrate [%]	23.5	> 3.0	99

SW: 1.7 RG: 1.0 DB: 1.0 FF: 1.4 a5fc4d | www.opatus.se | Report erztellt am: 01 Feb 2022 um 00:47

Abbildung 15: *Angela – bei der Erstuntersuchung stellt sich ein ADS heraus; auffallend ist die hohe Impulsivität. Die Fehlerrate liegt bei 23,3 Prozent.*

OPATUS® CPTA 12-18 Jahre

Administriert von:
Praxis Dr. Meyers

Klienten-Nummer: Case Angela (W)

Klinik Id.: XX - nn - 1 | Datum: - . - . - | Geburtstag: - . - . -
Zeit: - : - | Alter: 14 J. 5 Mo. | Test Nr.: **4**

Medikamente			Diagnose	Selbsteinschätzung
Name	Dosis	Nach	Nicht angegeben	Nicht angegeben
Methylphenidate	10.0	1:40		

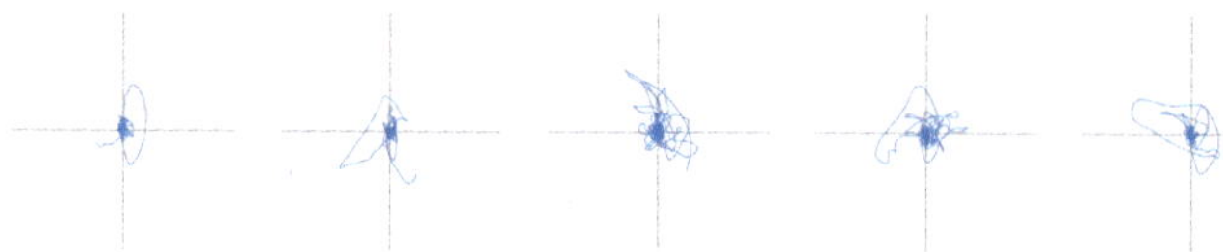

Aktivität über die Zeit

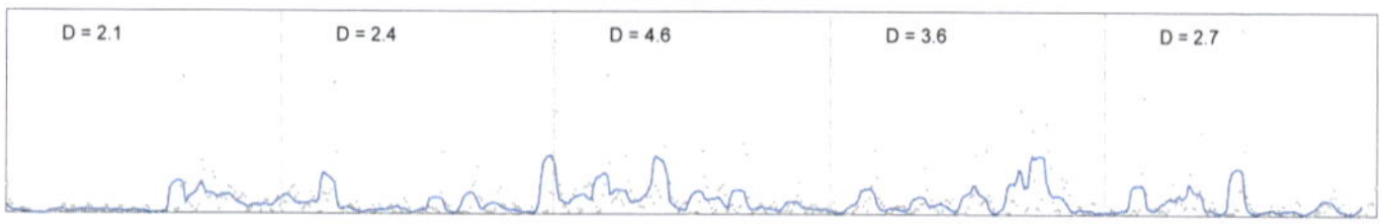

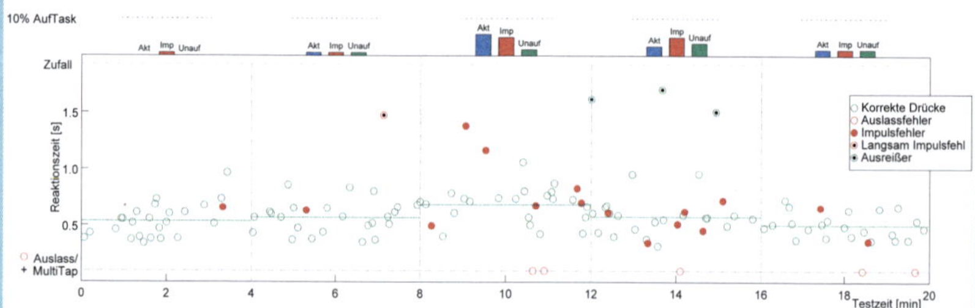

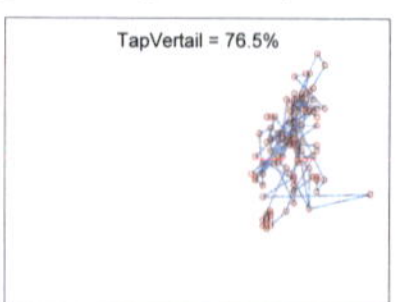

Ergebnisse Tap

Tap Rate [%]	110
Multi Tap [#]	0
Ausreißer [#]	3
Zufall [#]	0

Ergebnisse Aktivität

Referenz: N = 291

	Messung	Z-Wert	Perzentile
Distanz [m]	15.4	1.0	84
Volum [cm3]	10.2	1.4	93
Zeit im Bewegung [%]	34.6	1.2	89

Ergebnisse Impulsivität & Unaufmerksamkeit

	Messung	Z-Wert	Perzentile
Reaktionszeit [ms]	574	-0.4	34
ReaktionszeitVar [ms]	155	-0.8	22
Normalisiert Var. [%]	27	-0.8	21
Impulsfehler [%]	3.5	0.7	76
Auslassfehler [%]	4.2	-0.4	36
Fehlerrate [%]	3.7	0.2	56

SW: 1.7 RG: 1.0 DB: 1.0 FF: 1.4 a5fc4d | www.opatus.se | Report erztellt am: 01 Feb 2022 um 00:47

Abbildung 16: *Angela – Schon bei der Kontrolluntersuchung zwei Wochen nach Beginn der Medikation unter 10 mg/Tag Methylphenidat ist die Gesamtfehlerrate auf 3,7 Prozent zurückgegangen.*

Imipraminhydrochlorid (Imipramin®)

Imipraminhydrochlorid wurde ursprünglich zur Behandlung von Depressionen entwickelt und ist für die Behandlung von allen Formen depressiver Erkrankungen zugelassen. Darüber hinaus wird es auch wie folgt verwendet:

- bei Bettnässen (Enuresis nocturna)
- bei Phobien und Angstzuständen, zum Beispiel wenn nächtliche Angstschübe Schlafstörungen hervorrufen (Pavor nocturnus)
- als unterstützende Therapie bei chronischen Schmerzen

Wirkung bei ADS: Betroffene, die eine mittelschwere ADS-Symptomatik aufweisen, können mit guten Erfolgsaussichten mit Imipraminhydrochlorid behandelt werden. In meiner Praxis beobachte ich eine Besserung der Symptome bei etwa 90 Prozent der Patienten. Auch klinische Studien bestätigen die Wirksamkeit vor allem beim hyperaktiven/impulsiven ADS-Typ. Im Gegensatz zu Methylphenidat wirkt Imipraminhydrochlorid nicht aufputschend; es ist antriebsneutral und ganztags wirksam.

Darreichungsform: Imipramin® ist in Tablettenform erhältlich. Die übliche Tagesdosis liegt bei etwa 20 bis 30 mg zur Behandlung des ADS. Leider ist Imipraminhydrochlorid aus patentrechtlichen Gründen für die ADS-Behandlung nicht zugelassen. Die Verschreibung dieses Medikamentes für ADS-Patienten ist also für den behandelnden Arzt ein Balanceakt (»Off-Label-Anwendung«). Unterstützung bekommt er durch das Konsenspapier des Berufsverbandes für Kinder- und Jugendpsychiatrie, Psychosomatik und Psychotherapie in Deutschland (BKJPP), Regionalgruppe Westfalen-Lippe. Dieser Verband, dessen Mitglied ich bin, empfiehlt bei ADS-Indikation den Einsatz von Imipramin® in geringen Dosierungen bis 30 mg pro Tag.

Die **Nebenwirkungen** sind gering, nur gelegentlich reagieren die Patienten mit Übelkeit oder Kopfschmerzen. Die Beschwerden treten meist dann auf, wenn noch nach der geeigneten Dosierung gesucht wird. Wenn die ADS-Symptomatik nicht allzu gravierend ist, ist der Einsatz von Imipramin® der Verschreibung von dem an Nebenwirkungen reichen Methylphenidat vorzuziehen.

Der folgende Fall zeigt die gute Wirksamkeit der Behandlung mit Imipramin®:

Fallbeispiel Josie: *Die zehnjährige Josie wird auf Überweisung ihres Kinderarztes hin zur Abklärung ihrer Konzentrationsprobleme, verbunden mit Vergesslichkeit und Zappeligkeit, vorgestellt. Es soll auch abgeklärt werden, ob eventuell Wahrnehmungsstörungen vorliegen. Es stellen sich persistierende Restreflexe dar, die zunächst chiropraktisch behandelt werden. So kann bereits ein Rückgang der Zappeligkeit und eine emotionale Verbesserung erreicht werden. Nach Abschluss dieser Behandlung besteht im OPATUS-CPTa-Test noch eine Fehlerrate von 8,3 Prozent (siehe Abbildung 17) und wir entschließen uns zu einer Behandlung mit Imipramin®. Das Medikament muss nun nicht gegen einen Reflex anarbeiten und zeigt gute Wirkung. Nach acht Monaten mit der minimalen Tagesdosis von 20 mg wird eine Reduktion der Fehlerrate auf 1,2 Prozent erreicht (siehe Abbildung 18). Nun wird noch ein halbes Jahr mit 10 mg Imipramin® nachbehandelt, danach ist Josie nicht mehr auf Medikamente angewiesen.*

OPATUS® CPTA 6-12 Jahre

Administriert von:
Praxis Dr. Meyers

Klienten-Nummer: Case Josie (W)

Klinik Id.: XX - nn - 1 | Datum: - . - . - | Zeit: - : - | Geburtstag: - . - . - | Alter: 11 J. 2 Mo. | Test Nr.: **1**

Medikamente	Diagnose	Selbsteinschätzung
Nicht angegeben	F90.0	Aktivität: 50 Impulsivität: 50 Unaufmerksamkeit: 50

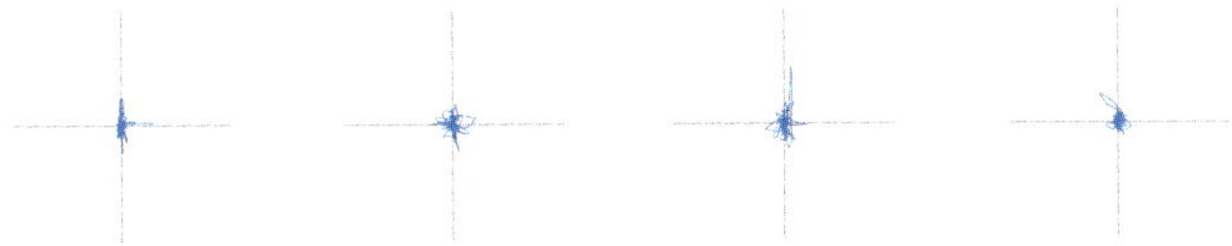

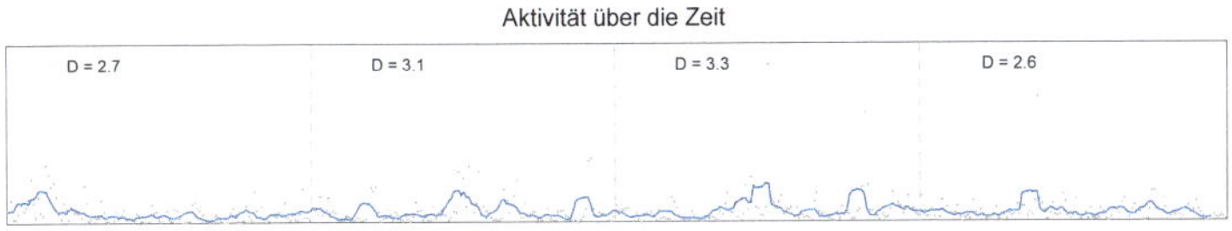

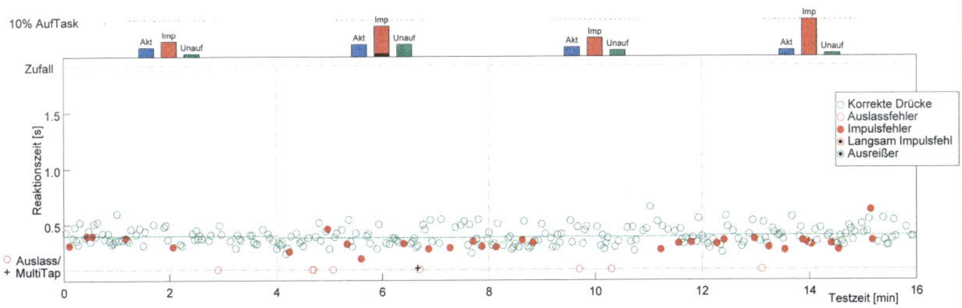

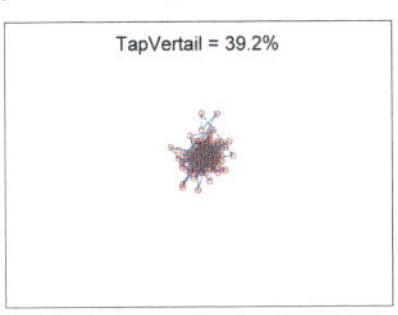

Ergebnisse Tap

Tap Rate [%]	110
Multi Tap [#]	1
Ausreißer [#]	0
Zufall [#]	0

Ergebnisse Aktivität Referenz: N = 69

	Messung	Z-Wert	Perzentile
Distanz [m]	11.8	0.3	63
Volum [cm3]	7.1	0.4	67
Zeit im Bewegung [%]	41.5	1.0	84

Ergebnisse Impulsivität & Unaufmerksamkeit

	Messung	Z-Wert	Perzentile
Reaktionszeit [ms]	394	-0.6	27
ReaktionszeitVar [ms]	76	-0.9	18
Normalisiert Var. [%]	19	-0.9	19
Impulsfehler [%]	13.3	0.0	51
Auslassfehler [%]	3.3	0.7	74
Fehlerrate [%]	8.3	0.2	59

SW: 1.3 RG: 1.0 DB: 0.3 FF: 1.2 df3d71 | www.opatus.se | Report erzteilt am: 01 Feb 2022 um 00:47

Abbildung 17: *Josie – nach abgeschlossener chiropraktischer Behandlung kann sie sich über vier Minuten gut konzentrieren; doch danach gewinnt wieder ihre Impulsivität die Oberhand.*

OPATUS® CPTA 6-12 Jahre

Administriert von: Praxis Dr. Meyers

Klienten-Nummer: Case Josie (W)

Klinik Id.: XX - nn - 1 | Datum: - . - . - | Zeit: - : - | Geburtstag: - . - . - | Alter: 11 J. 9 Mo. | Test Nr.: **2**

Medikamente			Diagnose	Selbsteinschätzung
Name	Dosis	Nach	F90.0	Aktivität: 50
Imipraminhydrochlorid	20.0	7:00		Impulsivität: 50
				Unaufmerksamkeit: 50

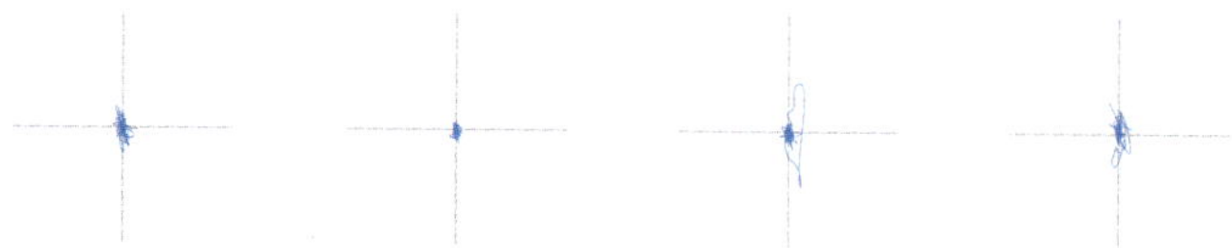

Aktivität über die Zeit

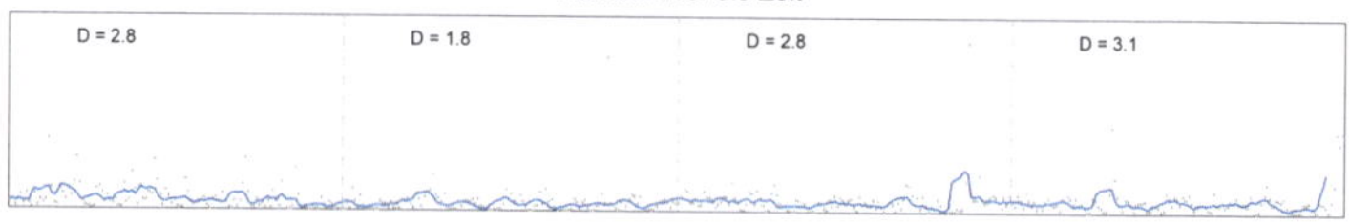

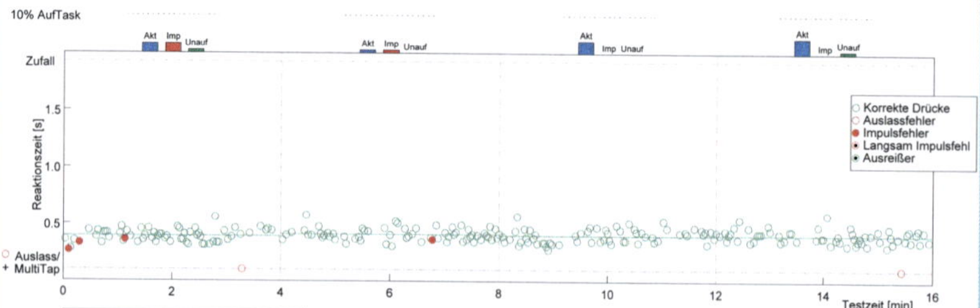

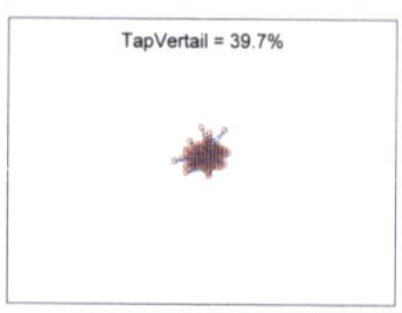

Ergebnisse Tap

Tap Rate [%]	101
Multi Tap [#]	0
Ausreißer [#]	0
Zufall [#]	0

Ergebnisse Aktivität Referenz: N = 69

	Messung	Z-Wert	Perzentile
Distanz [m]	10.4	0.4	66
Volum [cm3]	5.2	0.2	59
Zeit im Bewegung [%]	42.0	1.3	90

Ergebnisse Impulsivität & Unaufmerksamkeit

	Messung	Z-Wert	Perzentile
Reaktionszeit [ms]	403	-0.2	40
ReaktionszeitVar [ms]	56	-1.4	9
Normalisiert Var. [%]	14	-1.8	3
Impulsfehler [%]	1.7	-0.9	18
Auslassfehler [%]	0.8	-0.2	41
Fehlerrate [%]	1.2	-0.8	23

SW: 1.4 RG: 1.0 DB: 0.3 FF: 1.3 df3d71 www.opatus.se Report erztellt am: 01 Feb 2022 um 00:47

Abbildung 18: *Josie – unter 20 mg Imipramin® pro Tag jetzt mit sehr guter Konzentration und Ausdauer. Das Medikament kann nun ausschleichend abgesetzt werden.*

Ende des 19. Jahrhunderts wurde erstmals Ephedrin (N-methyl-β-hydroxy-Amphetamin) aus einer schon seit der Antike bekannten Heilpflanze, *Ephedra vulgaris*, isoliert und als Asthmawirkstoff eingesetzt. Weitere Analoga wie Epinephrin (auch als Adrenalin bekannt) und Benzedrin (Inhalationsmittel bei Bronchialasthma) folgten in den frühen Jahren des zwanzigsten Jahrhunderts. Seit den 1930er-Jahren werden Amphetamine auch zur Behandlung von Verhaltensauffälligkeiten bei Kindern eingesetzt.

Wirkung: Amphetamine wirken aufputschend auf das zentrale Nervensystem. Die tägliche Einnahme verbessert nachweislich Konzentrationsfähigkeit und Verhalten. Der Effekt der Amphetaminpräparate auf die ADS-Symptomatik wird höher eingeschätzt als der von Guanfacin und Atomoxetin.

Darreichungsformen: In Deutschland sind verschiedene Varianten erhältlich, sie unterscheiden sich in der Dauer, bis die Wirkung eintritt, und der Wirkdauer insgesamt:

- D-Amphetaminsulfat (als zweiprozentige vom Apotheker hergestellte Rezeptur) – Wirkeintritt nach ca. 20 Minuten, Wirkdauer 5,5 Stunden,
- Dexamphetamin (Attentin®) – Wirkeintritt nach ca. 30 Minuten, Wirkdauer 5,5 Stunden,
- Lisdexamphetamin LDX (Elvanse®) – Wirkeintritt nach ca. 45 Minuten, Wirkdauer 13 Stunden.

Die häufigsten **Nebenwirkungen** sind:

- verminderter Appetit (tritt bei 27,6 Prozent der Anwender auf)

- Bauchschmerzen (14,3 Prozent)
- Reizbarkeit (14,3 Prozent)
- Kopfschmerzen (13,3 Prozent)

Dazu kommen Schlafstörungen und Gewichtsabnahme.

Fallbeispiel Noel: *Der neunjährige Grundschüler wird zur Überprüfung der Behandlung mit Methylphenidat (Ritalin®) vorgestellt, die durch seinen Kinderarzt erfolgt. Seit Einnahme des Medikamentes (10 mg Methylphenidat pro Tag; dies ist eine für ein Kind dieses Alters normale Dosis) ist er stark aggressiv, depressiv, latent suizidal – und weiterhin unkonzentriert. Im OPATUS-CPTa-Test zeigt sich eine Impulsivität von 38,3 Prozent, die Gesamtfehlerrate liegt bei 24 Prozent (siehe Abbildung 20). Ohne Medikation liegt die Gesamtfehlerrate ebenfalls bei 24 Prozent, allerdings mit niedrigerer Impulsivität und höherer Flüchtigkeit (siehe Abbildung 19). Es liegt auf der Hand, dass das Ritalin® nicht den gewünschten Effekt hat; wir beschließen, auf Lisdexamphetamin (Elvanse®) umzustellen. In zwei Schritten wird innerhalb eines Monats eine Tagesdosis von 50 mg erreicht; die Fehlerrate ist nun auf 2,9 Prozent reduziert (siehe Abbildung 21). Alle drei Monate wird der Therapieverlauf kontrolliert; der gute Verlauf lässt ein Ausschleichen der Medikation in Zehnerschritten (50-40-30-20-0 mg Lisdexamphetamin) zu; nach einem Jahr muss Noel keine Medikamente mehr nehmen.*

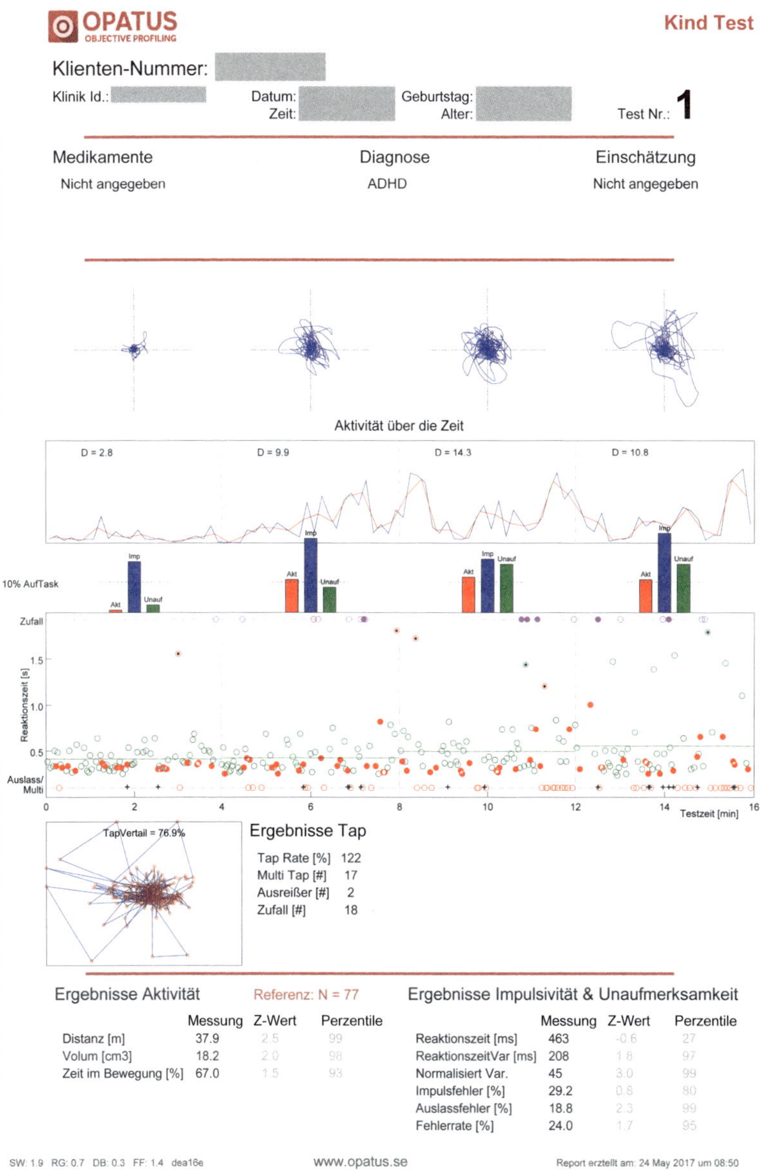

OPATUS OBJECTIVE PROFILING — Kind Test

Klienten-Nummer:

Klinik Id.: | Datum: | Zeit: | Geburtstag: | Alter: | Test Nr.: 1

Medikamente	Diagnose	Einschätzung
Nicht angegeben	ADHD	Nicht angegeben

Aktivität über die Zeit

D = 2.8 | D = 9.9 | D = 14.3 | D = 10.8

10% AufTask — Akt, Imp, Unauf

Zufall; Reaktionszeit [s]; Auslass/Multi; Testzeit [min]

TapVertail = 76.9%

Ergebnisse Tap

Tap Rate [%]	122
Multi Tap [#]	17
Ausreißer [#]	2
Zufall [#]	18

Ergebnisse Aktivität — Referenz: N = 77

	Messung	Z-Wert	Perzentile
Distanz [m]	37.9	2.5	99
Volum [cm3]	18.2	2.0	98
Zeit im Bewegung [%]	67.0	1.5	93

Ergebnisse Impulsivität & Unaufmerksamkeit

	Messung	Z-Wert	Perzentile
Reaktionszeit [ms]	463	-0.6	27
ReaktionszeitVar [ms]	208	1.8	97
Normalisiert Var.	45	3.0	99
Impulsfehler [%]	29.2	0.8	80
Auslassfehler [%]	18.8	2.3	99
Fehlerrate [%]	24.0	1.7	95

SW: 1.9 RG: 0.7 DB: 0.3 FF: 1.4 dea16e — www.opatus.se — Report erztellt am: 24 May 2017 um 08:50

Abbildung 19: *Noel – ohne Medikation ist sein Verhalten hoch impulsiv, flüchtig und unruhig.*

OPATUS OBJECTIVE PROFILING

Kind Test

Klienten-Nummer: [geschwärzt]

Klinik Id.: [geschwärzt] Datum: [geschwärzt] Zeit: [geschwärzt] Geburtstag: [geschwärzt] Alter: [geschwärzt] Test Nr.: **2**

Medikamente			Diagnose	Einschätzung
Name	Dosis	Nach	ADHD	Nicht angegeben
Medikinet	25.0	0:34		

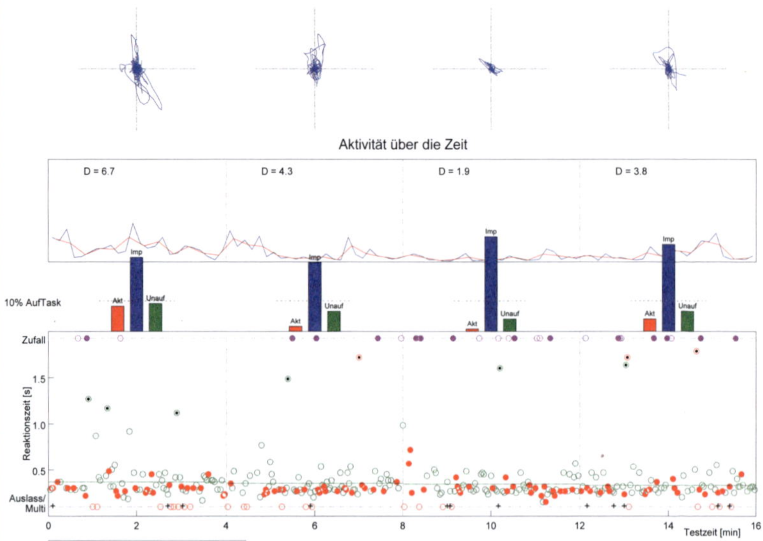

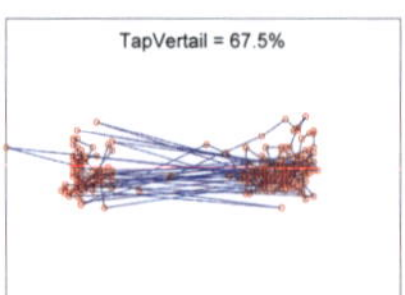

Ergebnisse Tap

Tap Rate [%]	140
Multi Tap [#]	12
Ausreißer [#]	6
Zufall [#]	26

Ergebnisse Aktivität Referenz: N = 77

	Messung	Z-Wert	Perzentile
Distanz [m]	16.7	-0.3	38
Volum [cm3]	9.4	-0.2	42
Zeit im Bewegung [%]	43.1	-0.2	41

Ergebnisse Impulsivität & Unaufmerksamkeit

	Messung	Z-Wert	Perzentile
Reaktionszeit [ms]	350	-2.8	1
ReaktionszeitVar [ms]	117	-1.1	13
Normalisiert Var.	33	0.7	76
Impulsfehler [%]	38.3	1.7	95
Auslassfehler [%]	9.6	0.5	67
Fehlerrate [%]	24.0	1.7	95

SW: 1.9 RG: 0.7 DB: 0.3 FF: 1.4 dea16e www.opatus.se Report erztellt am: 24 May 2017 um 09.41

Abbildung 20: *Noel – am selben Tag wird der Test mit einer Tagesdosis von 10 mg Methylphenidat wiederholt. Noels Flüchtigkeit hat zwar etwas abgenommen, doch die Impulsivität ist höher als zuvor.*

OPATUS OBJECTIVE PROFILING

Kind Test

Klienten-Nummer:

Klinik Id.: | Datum: | Zeit: | Geburtstag: | Alter: | Test Nr.: **3**

Medikamente			Diagnose	Einschätzung
Name	Dosis	Nach	Nicht angegeben	Nicht angegeben
LDX	50.0	2:41		

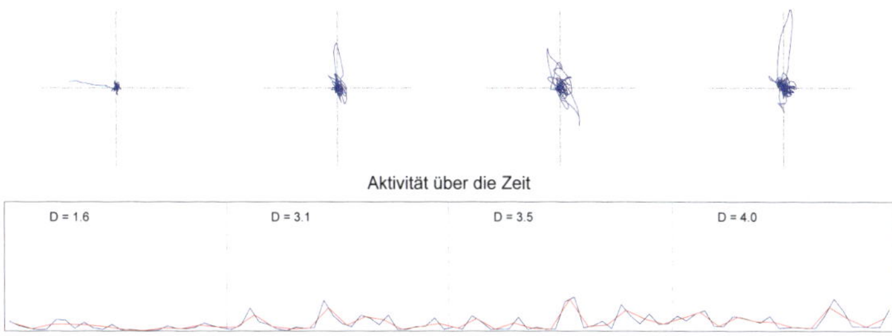

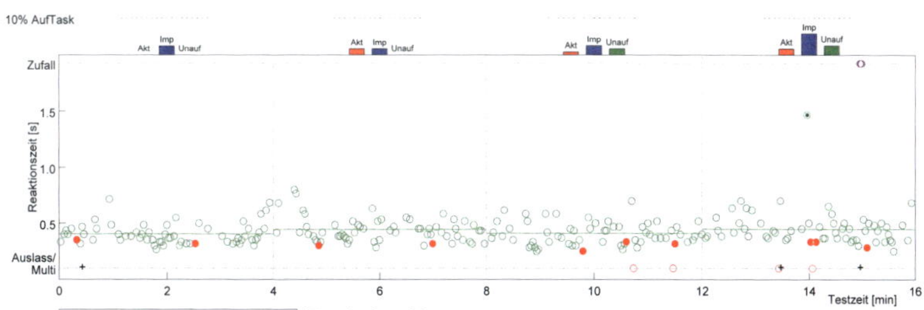

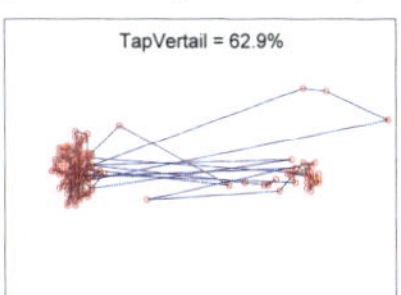

Ergebnisse Tap

Tap Rate [%]	105
Multi Tap [#]	3
Ausreißer [#]	1
Zufall [#]	2

Ergebnisse Aktivität — Referenz: N = 77

	Messung	Z-Wert	Perzentile
Distanz [m]	12.2	-0.9	19
Volum [cm3]	6.4	-1.0	17
Zeit im Bewegung [%]	31.9	-1.0	15

Ergebnisse Impulsivität & Unaufmerksamkeit

	Messung	Z-Wert	Perzentile
Reaktionszeit [ms]	427	-1.3	10
ReaktionszeitVar [ms]	103	-1.6	6
Normalisiert Var.	24	-1.1	13
Impulsfehler [%]	4.2	-1.5	7
Auslassfehler [%]	1.7	-1.2	12
Fehlerrate [%]	2.9	-1.6	5

SW: 1.9 RG: 0.7 DB: 0.3 FF: 1.4 dea16e — www.opatus.se — Report erztellt am: 13 Jun 2017 um 10:43

Abbildung 21: *Noel – nach einem Monat unter Behandlung mit 50 mg Lisdexamphetamin (Elvanse®) liegt die Fehlerrate nur noch bei 2,9 Prozent.*

Das seit März 2005 auf dem Markt erhältliche Medikament wirkt im Gegensatz zu Methylphenidat und den Amphetaminpräparaten nicht stimulierend (zählt also nicht zu den Psychostimulanzien und fällt auch nicht unter das Betäubungsmittelgesetz). Sprechen Patienten auf die bewährten Stimulanzien Methylphenidat und Amphetamin nicht an, erweitert Atomoxetin die Handlungsoptionen des behandelnden Arztes. Ein weiterer Vorteil: Viele Eltern reagieren erleichtert, wenn ihr Kind keine Psychostimulanzien nehmen muss.

Darreichungsform: Atomoxetin ist in Kapselform und als Trinklösung erhältlich; beides wird in der Regel einmal täglich vor, während oder nach dem Frühstück eingenommen. Die Dosis sollte 100 mg am Tag nicht übersteigen.

Wirkung: Die ADS-typischen Symptome impulsives Handeln, mangelnde Aufmerksamkeit und Hyperaktivität werden durch Atomoxetin nachweislich verbessert. Seine Wirkung tritt allerdings erst nach zehn bis zwölf Wochen regelmäßiger Einnahme ein; danach hält sie jeweils 22 bis 24 Stunden an. Etwa zwei Stunden nach der Einnahme ist der Effekt am stärksten.

Die meisten **Nebenwirkungen** beziehen sich auf den Verdauungstrakt:

- verringerter Appetit
- Bauchschmerzen
- Übelkeit
- Erbrechen

Dazu kommen als mögliche Nebenwirkungen:

- Kopfschmerzen
- Schläfrigkeit
- erhöhter Blutdruck
- erhöhte Herzfrequenz

Atomoxetin setze ich in meiner Praxis wegen seiner allgemein schwachen Wirksamkeit kaum noch als Monotherapie ein. In Kombination mit Methylphenidat hat es sich allerdings in einigen Fällen bewährt.

Guanfacin XR (Intuniv®)

Guanfacin (GXR) war einmal kurzzeitig als blutdrucksenkendes Mittel zugelassen. Doch seine Wirksamkeit war so unbefriedigend, dass es in dieser Eigenschaft bald wieder aus der Liste gestrichen wurde. Seit September 2015 ist es zur Behandlung von ADS zugelassen; den Leitlinien entsprechend hat es eine untergeordnete Bedeutung. So wie das Atomoxetin ist es eine Alternative zu den stimulierend wirkenden Medikamenten Methylphenidat und Amphetaminen.

Darreichungsformen: Die Retard-Formulierung verfügt über eine Wirkdauer von ca. 24 Stunden. Typisch ist eine Zieldosis von 3 mg/Tag.

Die **Wirkung** tritt etwa drei Wochen nach Erreichen der Erhaltungsdosis ein. Um sich an die passende Dosierung heranzutasten, wird die Dosis anfangs wöchentlich um 1 mg/Tag erhöht. Wie beim Atomoxetin ist auch beim Guanfacin der beruhigende Effekt etwa zwei Stunden nach Einnahme ist am stärksten.

Nebenwirkungen:

- Müdigkeit
- Kopfschmerzen
- Bauchschmerzen

Fallbeispiel Timo: *Bei dem Achtjährigen wurden ein Fetales Alkohol-Syndrom und ein ADS diagnostiziert. Seine motorischen und sensomotorischen Teilleistungsstörungen werden bereits behandelt. Gegen sein ADS nimmt er Methylphenidat (Ritalin®) in hoher Dosierung ein, die Wirkung ist allerdings unzureichend. Gewünscht ist eine neue medikamentöse Einstellung.*

Der OPATUS-CPTa-Test zeigt, dass seine Gesamtfehlerrate unbehandelt bei 38,5 Prozent liegt (siehe Abbildung 22); mit einem Methylphenidat-Spiegel von 20 mg liegt sie sogar bei 41,5 Prozent. Erst der Wechsel von Ritalin® auf 3 mg Guanfacin XR ergibt eine deutliche Verbesserung. Die Fehlerrate liegt nun bei 2,3 Prozent (siehe Abbildung 23).

OPATUS® CPTA 6-12 Jahre

Administriert von: Praxis Dr. Meyers

Klienten-Nummer: Case Timo (M)

Klinik Id.: XX - nn - 1 | Datum: - . - . - | Zeit: - : - | Geburtstag: - . - . - | Alter: 8 J. 2 Mo. | Test Nr.: **1**

Medikamente	Diagnose	Selbsteinschätzung
Nicht angegeben	F90.1	Aktivität: 50 Impulsivität: 50 Unaufmerksamkeit: 50

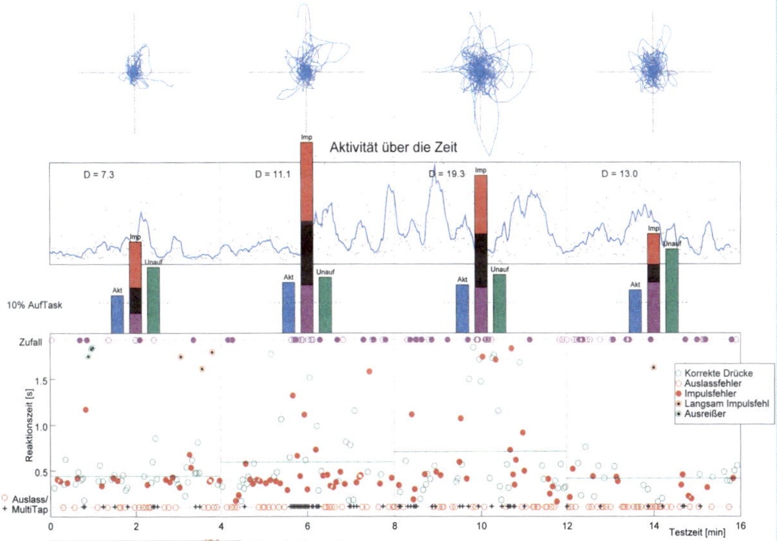

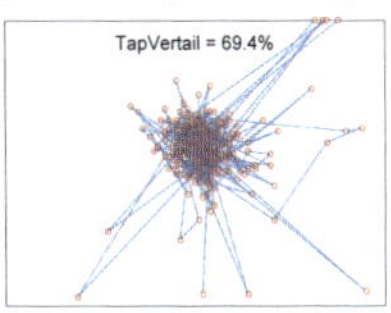

Ergebnisse Tap

Tap Rate [%]	148
Multi Tap [#]	63
Ausreißer [#]	3
Zufall [#]	65

Ergebnisse Aktivität Referenz: N = 77

	Messung	Z-Wert	Perzentile
Distanz [m]	50.7	> 3.0	99
Volum [cm3]	27.8	> 3.0	99
Zeit im Bewegung [%]	92.6	2.6	99

Ergebnisse Impulsivität & Unaufmerksamkeit

	Messung	Z-Wert	Perzentile
Reaktionszeit [ms]	547	0.5	69
ReaktionszeitVar [ms]	387	> 3.0	99
Normalisiert Var. [%]	71	> 3.0	99
Impulsfehler [%]	36.7	1.3	90
Auslassfehler [%]	40.4	> 3.0	99
Fehlerrate [%]	38.5	> 3.0	99

SW: 1.6 RG: 1.0 DB: 0.3 FF: 1.3 29360c — www.opatus.se — Report erztellt am: 01 Feb 2022 um 00:47

Abbildung 22: *Timo – Ausgangsbefund, unbehandelt. Der Achtjährige ist hoch impulsiv, flüchtig und unruhig, die Fehlerrate liegt bei 38,5 Prozent.*

OPATUS® CPTA 6-12 Jahre

Administriert von:
Praxis Dr. Meyers

Klienten-Nummer: Case Timo (M)

Klinik Id.: XX - nn - 1 | Datum: - . - . - | Geburtstag: - . - . -
Zeit: - : - | Alter: 8 J. 7 Mo. | Test Nr.: **4**

Medikamente			Diagnose	Selbsteinschätzung
Name	Dosis	Nach	Nicht angegeben	Nicht angegeben
Intuniv	3.0	18:01		

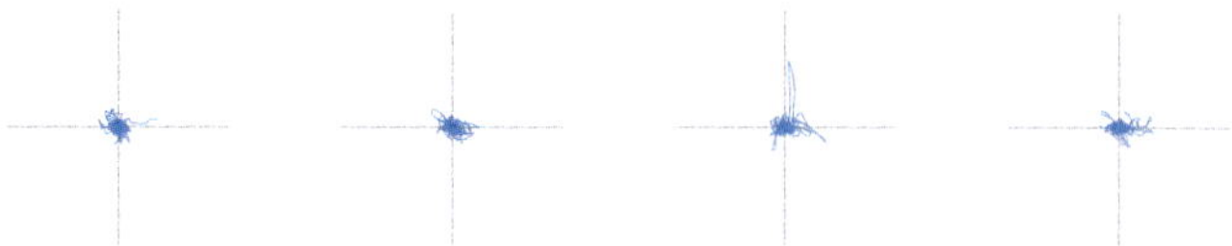

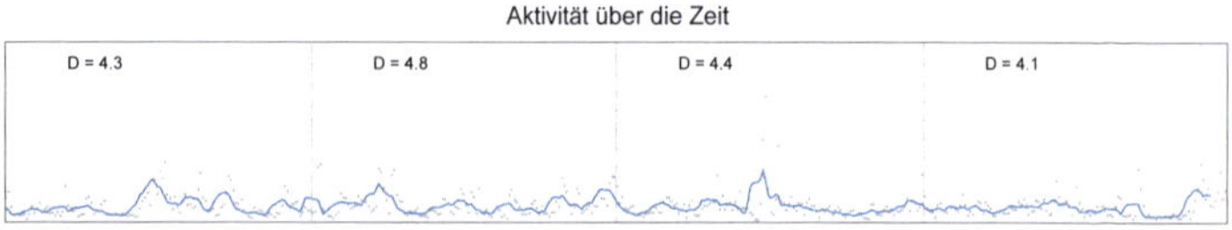

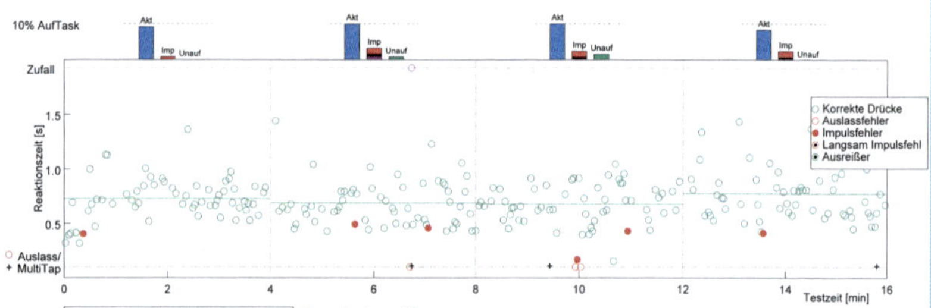

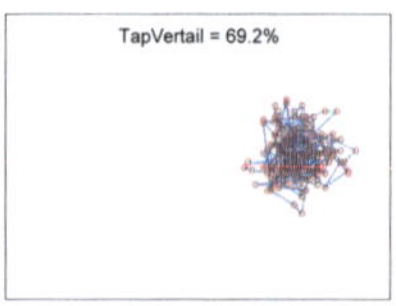

Ergebnisse Tap

Tap Rate [%]	103
Multi Tap [#]	3
Ausreißer [#]	0
Zufall [#]	1

Ergebnisse Aktivität

Referenz: N = 77

	Messung	Z-Wert	Perzentile
Distanz [m]	17.6	-0.2	42
Volum [cm3]	12.3	0.4	67
Zeit im Bewegung [%]	68.1	1.3	90

Ergebnisse Impulsivität & Unaufmerksamkeit

	Messung	Z-Wert	Perzentile
Reaktionszeit [ms]	719	> 3.0	99
ReaktionszeitVar [ms]	211	1.7	95
Normalisiert Var. [%]	29	-0.2	42
Impulsfehler [%]	2.9	-1.6	6
Auslassfehler [%]	1.2	-1.3	10
Fehlerrate [%]	2.1	-1.8	4

SW: 1.7 RG: 1.0 DB: 0.3 FF: 1.4 29360c | www.opatus.se | Report erzteilt am: 01 Feb 2022 um 00:47

***Abbildung 23:** Timo – unter Guanfacin XR zeigt er sehr gute Konzentration und Ausdauer, die Fehlerrate liegt nur noch bei 2,3 Prozent.*

Unterstützung des Arztes bei der Auswahl von geeigneten Medikamenten

Im Falle der medikamentösen Behandlung muss von Anfang an ein Weg gesucht werden, der das beste Ergebnis hinsichtlich der Weiterentwicklung des Gehirns erreicht, also unter Wahrung einer möglichst guten Verträglichkeit eine messbare Verbesserung der Wahrnehmungsleistung erzielt. Entsprechend der Leitlinie ist bei einer medikamentösen Behandlung von ADS Methylphenidat die erste Wahl. Die zweite Wahl sind die Amphetaminpräparate. Atomoxetin und Guanfacin sind Mittel der dritten Wahl. Meine persönliche Präferenz ist Imipramin® als erste Wahl bei den leichteren Symptomatiken, ansonsten gehe ich leitliniengerecht vor.

Es kommt in der Praxis allerdings vor, dass das erste verschriebene Medikament nicht zum gewünschten Erfolg führt. Manchmal sind die Nebenwirkungen zu groß, manchmal ist kaum eine Wirkung erkennbar oder es tritt sogar das Gegenteil des erwünschten Effektes ein. In solchen Fällen tastet sich der behandelnde Arzt Schritt für Schritt an eine für den Patienten passende Medikation heran.

Um so weit wie möglich zu vermeiden, dass der Patient unnötige Versuche über sich ergehen lassen muss, ist es unerlässlich, dass der Arzt die Wirkungsmechanismen der einzelnen Medikamente im Auge behält. Alle genannten Medikamente greifen in den Neurotransmitter-Haushalt ein. Indem sie die Signalübertragung an den Synapsen beeinflussen, regulieren sie auch die Reizverarbeitung. Doch in der Art und Weise, wie dieser Eingriff in die Reizweiterleitung genau geschieht, gibt es große Unterschiede. Grob lassen sich zwei Gruppen bilden:

- **Stimulanzien:** Amphetaminpräparate und das ihnen chemisch verwandte Methylphenidat (Ritalin®) wirken stimulierend. Bei dieser Medikamentengruppe tritt allerdings häufig der sogenannte Rebound-Effekt auf. Dann lässt die Wirkung der Medikamente schlagartig nach und die ADS-Symptome treten verstärkt auf.
- **Nicht-Stimulanzien:** Wenn eine Behandlung mit Psychostimulanzien wegen Unverträglichkeit nicht durchgeführt werden kann, sind die nicht stimulierend wirkenden Medikamente Imipraminhydrochlorid, Atomoxetin und Guanfacin erfolgversprechende Alternativen. Wenn das Störungsbild nicht zu stark ausgeprägt ist, liegt bei ausbleibender Wirkung der Medikation mit Ritalin® der Umstieg auf Imipramin® nahe.

Abgesehen von der Unterteilung der Medikamente in stimulierend/antriebsneutral ist es wichtig, ihre genaue Wirkung auf den Transmitter-Haushalt zu kennen.

Methylphenidat (u.a. Ritalin®, Medikinet®, Equasym®, Concerta®): Trotz jahrzehntelangem Einsatz von Methylphenidat und über 2.500 Studien, die Methylphenidat in Zusammenhang mit ADS zum Thema hatten, war über die Wirkungsweise lange Zeit kaum etwas bekannt. In den letzten Jahren haben aber modernste bildgebende Verfahren wie die Positronenemissionstomographie (PET) und die Magnetresonanztomographie (MRT) Licht ins Dunkel gebracht. Es zeigte sich, dass Methylphenidat die Neurotransmitter **Dopamin** und **Noradrenalin** beeinflusst, indem es die spezifischen Bindungsstellen besetzt. Die Blockade von den Dopamin-Transportern (DAT) und Noradrenalin-Transportern (NET) verhindert den Transport des ausgeschütteten Dopamins und Noradrenalins aus dem synaptischen Spalt zurück in die Nervenzelle. Die Folge ist, dass sich beide Neurotransmitter im synaptischen Spalt anreichern und die Folgezelle immer wieder aufs Neue reizen können – und so für mehr Aufmerksamkeit sorgen.

Imipraminhydrochlorid (Imipramin®) hat im Prinzip dieselbe Wirkungsweise wie Methylphenidat: Die Wiederaufnahme von bereits ausgeschütteten Neurotransmittern wird durch die Besetzung der zuständigen Transportproteine verhindert. Der Unterschied liegt in den betroffenen Botenstoffen: Nicht Dopamin und Noradrenalin werden beeinflusst, sondern **Serotonin** und **Noradrenalin.** Die beiden Neurotransmitter bleiben also länger im synaptischen Spalt verfügbar. Weil das aufputschende Dopamin *nicht* betroffen ist, hat Imipraminhydrochlorid keine stimulierende Wirkung. Weil Imipraminhydrochlorid in der Leitlinie nur eine untergeordnete Rolle spielt, wird es zur Behandlung von ADS kaum eingesetzt. Dabei habe ich beste Erfahrungen mit diesem Medikament gemacht. In meiner Praxis ist es sogar oft die erste Wahl, wenn die ADS-Symptomatik nicht allzu stark ausgeprägt ist.

Amphetaminpräparate sorgen so wie Methylphenidat für eine Anreicherung der Neurotransmitter **Dopamin** und **Noradrenalin** im synaptischen Spalt. Doch der Weg, wie dieser Effekt erzielt wird, ist ein ganz anderer: Amphetamine hemmen nicht den Rücktransport bereits ausgeschütteter Botenstoffe, sondern fördern die Ausschüttung von Neurotransmittern in den synaptischen Spalt.

Atomoxetin (ATMX) hemmt selektiv die Wiederaufnahme von Noradrenalin; der Dopamin-Haushalt wird kaum beeinflusst.

Guanfacin (GXR) führt über einen weiteren, ganz anderen Weg zu einer Verbesserung der Signalübertragung von Nervenzelle zu Nervenzelle. Es beeinflusst die sogenannten HCN-Kanäle in der Membran der Nervenzellen. Diese regulieren den Transport von Kalium- und Natrium-Ionen. Die Manipulation von Kalium und Natrium durch Guanfacin führt ganz allgemein und erst nach einer gewissen Zeit zu einer erhöhten Fokussierung. Kurz ausgedrückt: Guanfacin bewirkt einen Tunnelblick.

Wer diese unterschiedlichen Wirkweisen der Medikamente kennt, kann je nach Verhaltensauffälligkeit des ADS-Patienten (starke emotionale Komponente, Flüchtigkeit bzw. Hyperaktivität) mit einiger Wahrscheinlichkeit das wirksamste Medikament verschreiben:

- **ADS-Patienten mit starker emotionaler Komponente** sprechen besonders gut auf eine Veränderung des Serotonin-Haushalts an. Die emotionale Ausprägung bezieht sich meistens auf depressive Gefühle, aber auch Impulsivität und Aggression gehen mit einer hohen Emotionalität einher. Bei ADS-Patienten bedeutet das meist depressive Verstimmungen, aber auch impulsive Wutanfälle. Der OPATUS-Test hilft bei der Entscheidung: Es ist für ADS-Betroffene normal, im Verlauf des Tests aufgrund der zunehmenden Ermüdung auch immer mehr Flüchtigkeitsfehler zu machen. Sie sind ein Zeichen für Impulsivität. Wenn aber schon gleich zu Beginn des Tests viele Flüchtigkeitsfehler gemacht werden, dann besteht die Impulsivität unabhängig von einer Ermüdung. In diesem Fall kann man davon ausgehen, dass das auf den Serotonin-Haushalt einwirkende Imipramin® zu guten Ergebnissen kommen wird (wenn die Symptomatik nicht allzu schwer ist).

Fallbeispiel Nora: *Die 13-jährige Realschülerin kommt zu mir erstmalig in die Praxis, weil das ihr von einem Kollegen verschriebene Ritalin®, das sie seit über einem Jahr einnimmt, nicht die erhoffte Wirkung zeigt. Sie leidet zwar nicht unter den bekannten Nebenwirkungen, doch ihre erhebliche Konzentrationsstörung hat sich nicht spürbar verbessert. Die Frage ist: Welches Medikament könnte bei Nora anschlagen? Wenn das stimulierend wirkende Methylphenidat nicht die gewünschte Wirkung zeigt, könnte ein Nicht-Stimulans mehr Erfolg bringen. Der OPATUS-Test weist in die Richtung: Von Beginn an weisen viele Impulsfehler auf die emotionale Komponente ihrer Störung hin. Imipramin® ist für sie die bessere Wahl und hat nicht die Nebenwirkungen, die unter Stimulanzien beklagt werden. Die neue Medikation führt bei Nora zu der gewünschten Verbesserung der Konzentrationsleistung.*

- **ADS-Patienten mit hoher Flüchtigkeit** haben besonders unter ihrer mangelnden Konzentrationsfähigkeit zu leiden. Sie sprechen besonders gut auf Medikamente an, die den Dopamin-Haushalt beeinflussen – Methylphenidat ist also voraussichtlich gut geeignet; Imipramin® dagegen wird kaum die gewünschte Wirkung zeigen.

Fallbeispiel Hannes: *Der 14-jährige Junge hat eine schwierige Schullaufbahn hinter sich, weil er durch sein ADS nur eine sehr kurze Aufmerksamkeitsspanne hat. Diese Flüchtigkeit wird noch durch eine große Unruhe und Impulsivität verstärkt (siehe Abbildung 24). Seit Jahren nimmt er Methylphenidat ein, doch der Erfolg ist nur sehr gering. Unter diesem Medikament bessert sich nur sein impulsives und unruhiges Verhalten; doch die Flüchtigkeit bleibt bestehen (siehe Abbildung 25). Unter diesen Bedingungen kann kein Lerneffekt eintreten. In der Schule zeigt sich das darin, dass er zwar eine Schulstunde lang recht gut auf seinem Stuhl sitzenbleiben kann, doch dem Unterricht kann er kaum folgen. Entsprechend schlecht sind seine Noten. Er hat noch nie das Gefühl haben dürfen, in der Schule mitzukommen und mit seinen Klassenkameraden mithalten zu können. Erst nach der Umstellung auf Lisdexamphetamin ändert sich das (siehe Abbildung 26).*

OPATUS OBJECTIVE PROFILING

Jugendlichen Test

Klienten-Nummer:

Klinik Id.:

Datum:
Zeit:

Geburtstag:
Alter:

Test Nr.: **2**

Medikamente	Diagnose	Einschätzung
Nicht angegeben	Nicht angegeben	Nicht angegeben

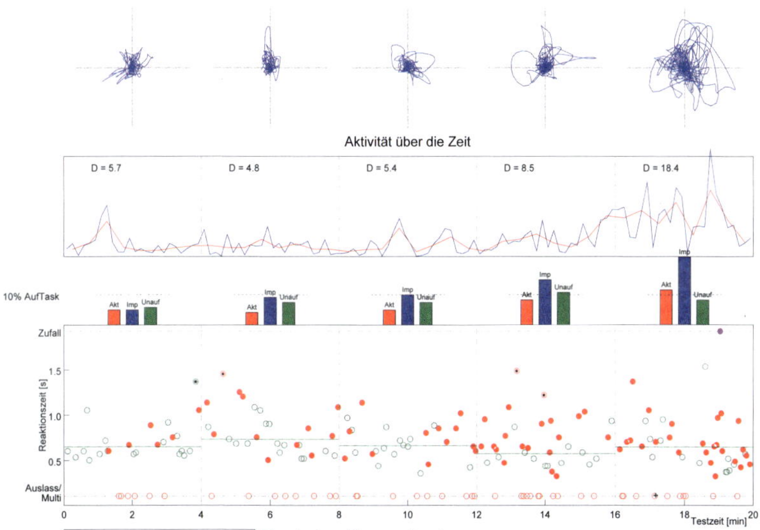

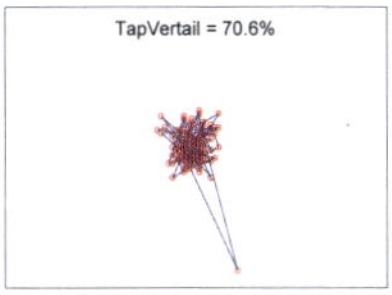

Ergebnisse Tap

Tap Rate [%]	128
Multi Tap [#]	1
Ausreißer [#]	1
Zufall [#]	1

Beachten:

- Symbole im Peer Annahme:
In Erwägung ziehen 7.5% aus Auslassfehler (bis 29.2%)
Dritte Symbol verpasst: 9 (64.3%) getroffen: 5 (35.7%)

Ergebnisse Aktivität

Referenz: N = 50

	Messung	Z-Wert	Perzentile
Distanz [m]	42.9	> 3.0	99
Volum [cm3]	20.0	> 3.0	99
Zeit im Bewegung [%]	54.9	2.1	98

Ergebnisse Impulsivität & Unaufmerksamkeit

	Messung	Z-Wert	Perzentile
Reaktionszeit [ms]	657	1.5	93
ReaktionszeitVar [ms]	204	0.7	74
Normalisiert Var.	31	0.1	54
Impulsfehler [%]	15.6	> 3.0	99
Auslassfehler [%]	36.7	> 3.0	99
Fehlerrate [%]	19.8	> 3.0	99

SW: 1.9 RG: 0.7 DB: 0.3 FF: 1.4 e48ea0 www.opatus.se Report erzteilt am: 06 Mar 2017 um 17:36

Abbildung 24: *Hannes – unbehandelt sind die Reaktionen des 14-Jährigen impulsiv, hoch flüchtig sowie unruhig.*

OPATUS OBJECTIVE PROFILING

Jugendlichen Test

Klienten-Nummer:

Klinik Id.: Datum: Zeit: Geburtstag: Alter: Test Nr.: **4**

Medikamente			Diagnose	Einschätzung
Name	Dosis	Nach	Nicht angegeben	Nicht angegeben
Methylphenidate	15.0	7:54		

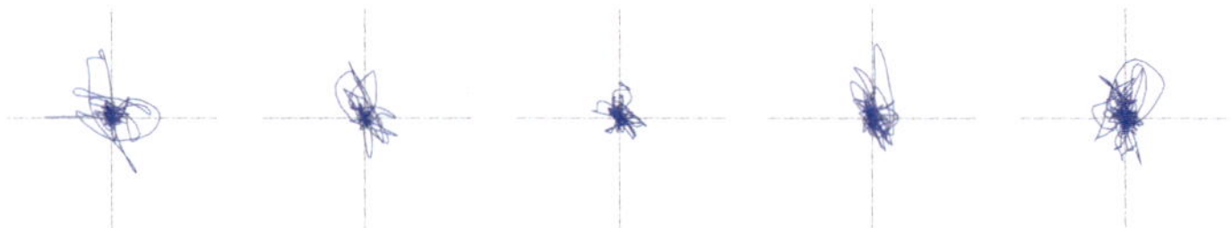

Aktivität über die Zeit

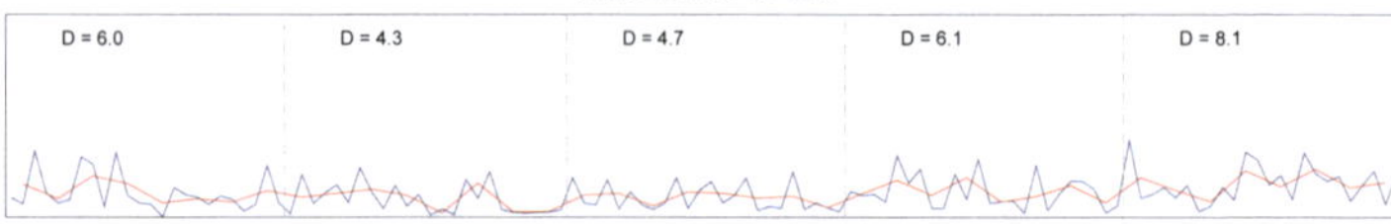

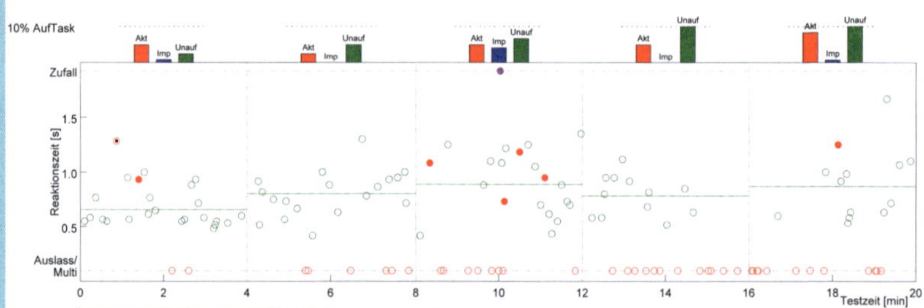

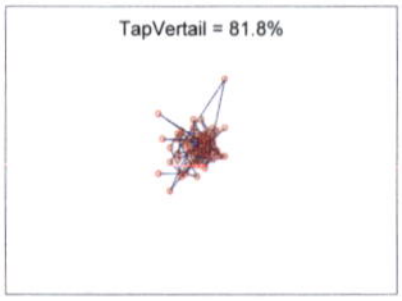

Ergebnisse Tap

Tap Rate [%]	73
Multi Tap [#]	0
Ausreißer [#]	0
Zufall [#]	1

Ergebnisse Aktivität Referenz: N = 50

	Messung	Z-Wert	Perzentile
Distanz [m]	29.3	2.5	99
Volum [cm3]	14.4	2.3	99
Zeit im Bewegung [%]	55.3	2.4	99

Ergebnisse Impulsivität & Unaufmerksamkeit

	Messung	Z-Wert	Perzentile
Reaktionszeit [ms]	790	> 3.0	99
ReaktionszeitVar [ms]	247	2.1	98
Normalisiert Var.	31	0.2	59
Impulsfehler [%]	1.5	-0.8	21
Auslassfehler [%]	33.3	> 3.0	99
Fehlerrate [%]	7.8	1.7	96

SW: 1.9 RG: 0.7 DB: 0.3 FF: 1.4 e48ea0 www.opatus.se Report erztellt am: 13 Jul 2017 um 15:25

Abbildung 25: *Hannes – das Ergebnis der Behandlung mit 15 mg Methylphenidat ist unbefriedigend.*

OPATUS
OBJECTIVE PROFILING

Jugendlichen Test

Klienten-Nummer:

Klinik Id.: | Datum: | Geburtstag: |
Zeit: | Alter: | Test Nr.: **5**

Medikamente			Diagnose	Einschätzung
Name	Dosis	Nach	Nicht angegeben	Nicht angegeben
LDX	50.0	8:40		

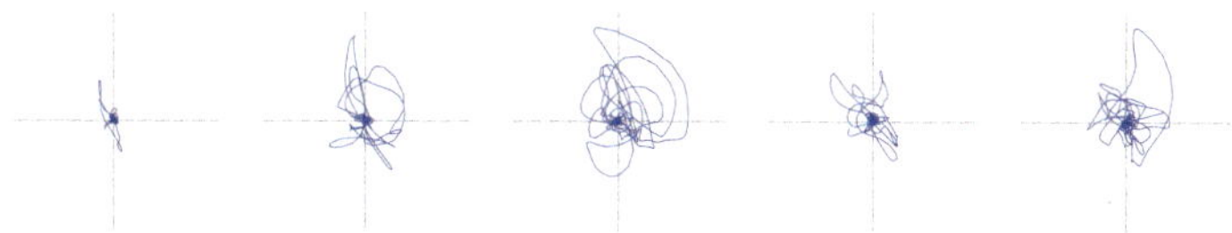

Aktivität über die Zeit

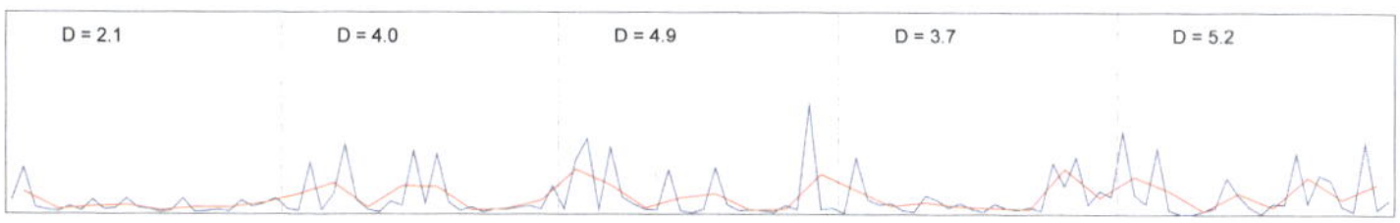

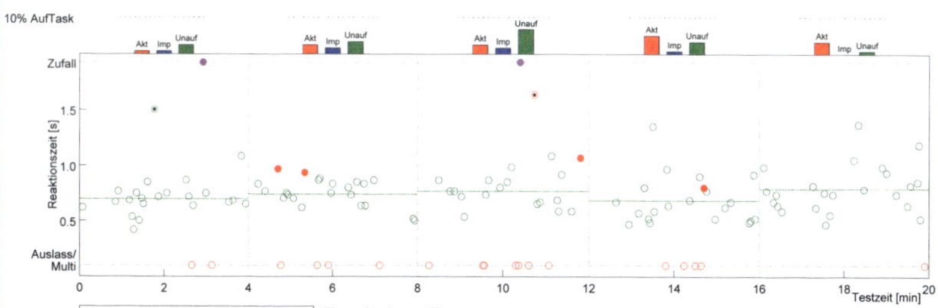

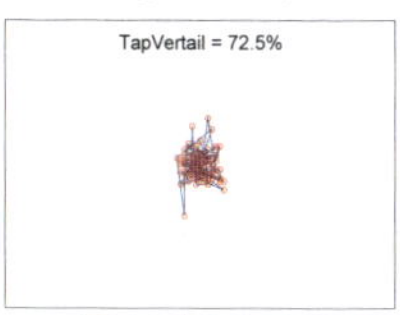

Ergebnisse Tap

Tap Rate [%]	91
Multi Tap [#]	0
Ausreißer [#]	1
Zufall [#]	2

Ergebnisse Aktivität Referenz: N = 50

	Messung	Z-Wert	Perzentile
Distanz [m]	19.9	1.0	85
Volum [cm3]	8.6	0.6	73
Zeit im Bewegung [%]	31.8	0.5	70

Ergebnisse Impulsivität & Unaufmerksamkeit

	Messung	Z-Wert	Perzentile
Reaktionszeit [ms]	737	> 3.0	99
ReaktionszeitVar [ms]	176	-0.1	48
Normalisiert Var.	24	-1.7	5
Impulsfehler [%]	1.0	-1.0	15
Auslassfehler [%]	15.0	0.9	80
Fehlerrate [%]	3.8	-0.2	44

SW: 1.9 RG: 0.7 DB: 0.3 FF: 1.4 e48ea0 www.opatus.se Report erztellt am: 04 Sep 2017 um 16:01

***Abbildung 26:** Hannes – nach der Umstellung auf 50 mg Lisdex-amphetamin (LDX) zeigt sich eine deutlich bessere Reduktion sowohl der Flüchtigkeit als auch der Impulsivität.*

- **ADS-Patienten mit hoher Impulsivität und Hyperaktivität** bekommen ihre Symptome oft in den Griff, wenn die verordneten Medikamente auf den Noradrenalin-Haushalt einwirken.

Tabelle 2 gibt eine Übersicht über die Wirkungsweise der Medikamente an den Synapsen. In Abbildung 29 sind die entsprechenden Vorgänge an den Synapsen bildlich dargestellt.

Medikament	Stoffgruppe	Wirkung an den Synapsen
Methylphenidat	Stimulans (BTM-pflichtig)	Verhindert den Rücktransport von Dopamin und Noradrenalin in die Nervenzelle; Anreicherung dieser Neurotransmitter im synaptischen Spalt Dopamin: 90 % Wirkung Noradrenalin: 10 %
Imipraminhydrochlorid	antriebsneutral	Verhindert den Rücktransport von Serotonin und Noradrenalin in die Nervenzelle; Anreicherung dieser Neurotransmitter im synaptischen Spalt
Amphetaminderivate	Stimulans (BTM-pflichtig)	Setzt verstärkt Dopamin und Noradrenalin frei und hemmt zusätzlich die Wiederaufnahme dieser Neurotransmitter aus dem synaptischen Spalt Dopamin: 10 % Wirkung Noradrenalin: 90 %
Atomoxetin	antriebsneutral	Verhindert den Rücktransport von Noradrenalin in die Nervenzelle; Anreicherung dieses Neurotransmitters im synaptischen Spalt
Guanfacin	antriebsneutral	Verhindert die Aufnahme von Noradrenalin in die Empfängerzelle; beeinflusst über den $alpha_{2A}$-Adreno-Rezeptor die HCN-Kanäle in den Zellmembranen, die den Transport von Kalium- und Natrium-Ionen an den HCN-Kanälen der dopaminergen Neuronen

Tabelle 2: *Wirkungsweise der für die Behandlung von ADS/ADHS in Frage kommenden Medikamente auf den Neurotransmitter-Haushalt, auf das Verhalten sowie der sich daraus ergebende Einsatzbereich.*

Wirkung auf das Verhalten	Einsatzbereich
Mindert Impulsivität und Hyperaktivität; fördert die Konzentrationsfähigkeit. Erhältlich mit 4, 8 und 12 Stunden Wirkzeit	Bei schweren Symptomatiken von ADS, ADHS und Mischtypen
Fördert Konzentrationsfähigkeit und emotionale Ausgeglichenheit 24-Stunden-Spiegelwirkung (erst nach mindestens vier Wochen)	Bei leichteren Symptomatiken von ADHS mit hoher emotionaler Komponente
Mindert Impulsivität und Hyperaktivität; fördert die Konzentrationsfähigkeit. Erhältlich mit 5 ½ und 13 Stunden Wirkzeit	Bei schweren Symptomatiken von ADS, ADHS und Mischtypen
Fördert Aufmerksamkeit; verringert Impulsivität und Hyperaktivität 24-Stunden-Spiegelwirkung (erst nach etwa drei Monaten)	Dritte Wahl bzw. in Kombination mit Methylphenidat
Fördert Aufmerksamkeit und emotionale Ausgeglichenheit 24-Stunden-Spiegelwirkung (erst ab drei Wochen nach Erreichen der Zieldosis)	Dritte Wahl, gegebenenfalls in Kombination mit Methylphenidat

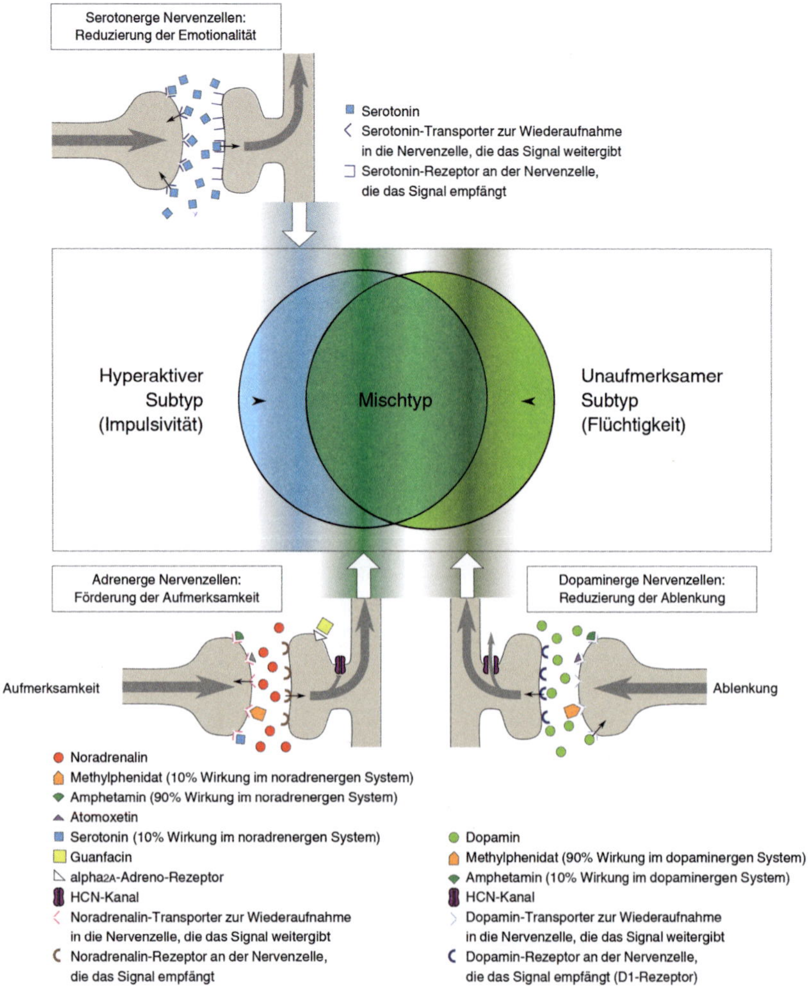

Abbildung 27: *Je nach ADS-Subtyp ist zu erwarten, dass die Beeinflussung der adrenergen, dopaminergen bzw. serotonergen Nervenbahnen erfolgreich ist.**

* Grafik modifiziert und erweitert nach: H. W. Clement, E. Schulz: »2-Agonisten und adrenerge Pharmaka bei ADHS«; Pharm Unserer Zeit, 2011: 40(6):503-9

Auch sinnvolle Kombinationen mehrerer Wirkstoffe können den positiven Effekt auf den Patienten erhöhen. Wenn jeweils ein Wirkstoff auf Dopamin wirkt und der andere auf Noradrenalin, so kann diese Ergänzung eine stärkere Wirkung insgesamt zur Folge haben. Die beiden Medikamente müssen dann jeweils weniger hoch dosiert werden, sodass meist das Eintreten von Nebenwirkungen vermieden werden kann. Bewährt haben sich folgende Kombinationen:

- Kombination von Methylphenidat und LDX
- Kombination von Methylphenidat und Atomoxetin
- Kombination von Methylphenidat und Guanfacin
- Kombination von Methylphenidat und Imipraminhydrochlorid; diese Kombination wird nur selten angewandt

Die Gefahr einer Über- oder Unterdosierung

Entscheidet sich der Arzt für eine medikamentöse Behandlung, gibt es in Bezug auf die Dosierung vier Dinge zu beachten:

Erstens: Eine zu niedrige Dosierung ist genauso schädlich für den gewünschten Langzeiteffekt wie eine zu hochdosierte Einstellung.

Zweitens: Die Einstellung der Patienten auf eine passende Dosierung ist ein höchst individuelles Geschehen, denn die Bandbreite, mit der Menschen Medikamente verstoffwechseln, ist sehr groß.

- Es gibt große Bevölkerungsgruppen, die als sogenannte **Poor Metabolizer** ein schlecht wirksames Cytochrom-P450-Enzymsystem besitzen und in der Folge viele Stoffe, darunter möglicherweise auch ein zur Behandlung von ADS eingesetztes Medikament, nur schlecht verstoffwechseln können. Aus Europa Gebürtige sind seltener betroffen, oft sind es Menschen, deren Vorfahren aus Asien, Afrika und Südamerika stammen. Konkret heißt das, dass ein Betroffener mit einer Medikamentendosis, die der Hälfte (!) des Üblichen entspricht, ausreichend dosiert sein kann. Bei »normaler« Medikation ist er also massiv überdosiert.

- Die **Excessive Metabolizer** dagegen bauen Medikamente besonders schnell ab. Die benötigten hohen Dosen haben keine erhöhten Nebenwirkungen zur Folge. Zu dieser Gruppe von Menschen mit besonders schnellem Stoffwechsel gehören beispielsweise Menschen mit Fetalem Alkohol-Syndrom (FAS) und Träger einiger seltener genetischer Erkrankungen.

Ärzte müssen sich in vielen Bereichen ihres Berufs auf ihre Erfahrungen verlassen – doch bei der Dosisfindung gilt das nur eingeschränkt. Um die Gefahr einer gravierenden Über- oder Unterdosierung zu vermeiden, müssen sie jeden Patienten aufs Neue und geduldig auf das gewählte Medikament einstellen – ohne dass sie sich sagen: »Meines Wissens sprechen Patienten wie dieser auf die Dosis X am besten an.«

Drittens: Anders als man intuitiv erwarten würde, brauchen Erwachsene oft geringere Dosen als Kinder. Oft hat sich in meiner Praxis herausgestellt, dass Erwachsene mit ADS, die erstmalig behandelt werden, mit einer Medikamentendosis sehr gut zurechtkommen, die niedriger als die bei Sechsjährigen angewendete

Startdosis ist. Überhaupt haben Kleinstdosierungen oft überraschende Effekte.

Viertens: Die Aufgabe des Arztes ist es, die als ausreichend wirksam gefundene Dosis im Zeitverlauf ständig nachzujustieren. Bleiben Fortschritte aus oder bleiben sie hinter den Erwartungen zurück, muss die bisherige Therapie hinterfragt werden. So können im weiteren Verlauf doch noch Lernfortschritte erreicht werden. Bei passender Therapie sind nach einiger Zeit der Behandlung Zeichen eines verringerten Dosis- bzw. Therapiebedarfs zu erkennen. Auch jetzt muss umgehend nachjustiert werden. Bleibt diese Korrektur aus, ist der weitere Lern- und Therapieerfolg gefährdet.

Bewährt haben sich Kontrolluntersuchungen, die bei jedem Patienten mit medikamentöser Einstellung alle drei Monate stattfinden. Ergibt die Befragung, dass alles in Ordnung ist, muss keine weitere Testung erfolgen. Manchmal zeigt sich aber, dass Nebenwirkungen aufgetreten sind oder Lernerfolge stagnieren oder sogar wieder rückläufig sind. Dann bringen Tests Licht ins Dunkel. Auch in diesem Zusammenhang hat sich der OPATUS-Test als unverzichtbar erwiesen. Um kontinuierlich das eigene Handeln zu überprüfen und die jeweilige Therapie an den Lern- und Entwicklungsstand der Patienten anzupassen, ist dieses objektive Messverfahren als Teil der anzuwendenden Testbatterie eine unabdingbare Voraussetzung.

Fallbeispiel Leon *– der 20-jährige junge Mann kommt in meine Behandlung, weil seine bisherige Medikation mit einer Tagesdosis von 60 mg Lisdexamphetamin ihn nicht zufriedenstellte. Er klagt über Unkonzentriertheit und auch* über allgemeine Dysphorie und Lustlosigkeit neben Reizbarkeit. Erfahrungsgemäß müsste das Amphetaminpräparat LDX durch die Beeinflussung des Dopamin-Haushalts gut bei Leons emotional ausgeprägtem ADS wirken, deshalb vermute ich eine falsche Dosierung des Medikaments. Abbildung 28 zeigt die Auswertung des OPATUS-Tests unter der Überdosierung von 60 mg LDX; Abbildung 29 unter der passenderen Dosis von 40 mg LDX. Leons Stimmungslage ist jetzt ausgeglichen, auch seine Konzentrationsfähigkeit hat sich deutlich verbessert.

OPATUS OBJECTIVE PROFILING

Erwachsener Test

Klienten-Nummer:

Klinik Id.: | Datum: | Zeit: | Geburtstag: | Alter: | Test Nr.: **1**

Medikamente			Diagnose	Einschätzung
Name	Dosis	Nach	Nicht angegeben	Nicht angegeben
LDX	60.0	3:13		

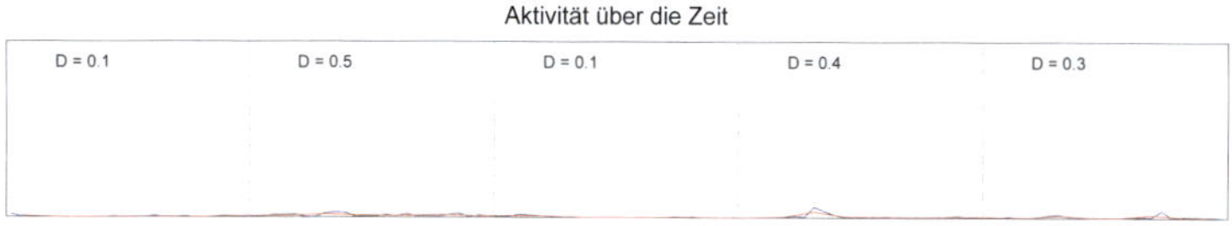

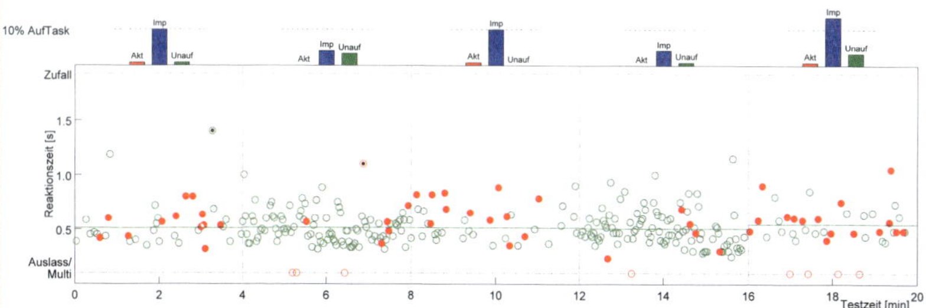

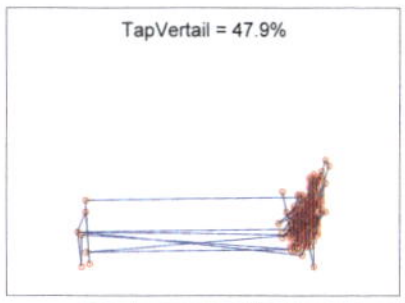

Ergebnisse Tap

Tap Rate [%]	116
Multi Tap [#]	0
Ausreißer [#]	1
Zufall [#]	0

Ergebnisse Aktivität

Referenz: N = 50

	Messung	Z-Wert	Perzentile
Distanz [m]	1.5	-1.6	5
Volum [cm3]	0.6	-1.4	9
Zeit im Bewegung [%]	1.1	-1.5	7

Ergebnisse Impulsivität & Unaufmerksamkeit

	Tot	Lo	Hi	RelDiff	Z-W	Perz.
Reaktionszeit [ms]	515	524	512	2	2.5	99
ReaktionszeitVar [ms]	152	150	153	-2	1.7	96
Normalisiert Var.	29	29	30	-4	0.4	66
Impulsfehler [%]	15.2	13.9	22.9		> 3.0	99
Auslassfehler [%]	3.0	5.6	2.1		2.0	98
Fehlerrate [%]	9.8	12.2	6.2		> 3.0	99

SW: 1.9 RG: 0.7 DB: 0.3 FF: 1.4 8aeb9d | www.opatus.se | Report erztellt am: 07 Nov 2017 um 12:11

Abbildung 28: *Leon – die Überdosierung mit einer Tagesdosis von 60 mg LDX ist an der weiterhin hohen Impulsivität neben stark schwankenden Reaktionszeiten und der Tendenz zu langsamer Bearbeitung zu erkennen.*

OPATUS OBJECTIVE PROFILING

Erwachsener Test

Klienten-Nummer: [geschwärzt]

Klinik Id.: [geschwärzt] Datum: Zeit: [geschwärzt] Geburtstag: Alter: [geschwärzt] Test Nr.: **2**

Medikamente			Diagnose	Einschätzung
Name	Dosis	Nach	Nicht angegeben	Nicht angegeben
LDX	40.0	5:10		

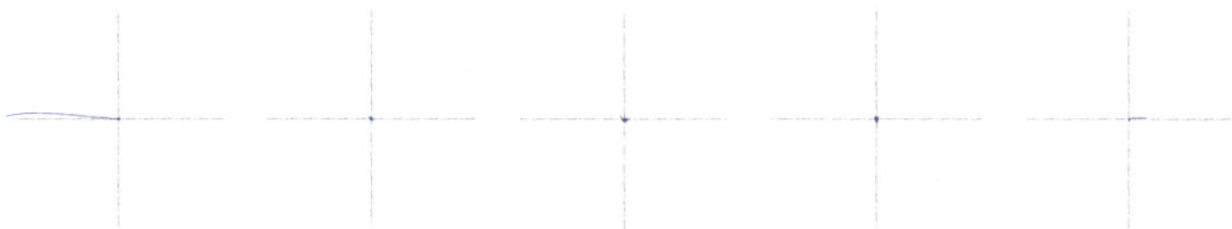

Aktivität über die Zeit

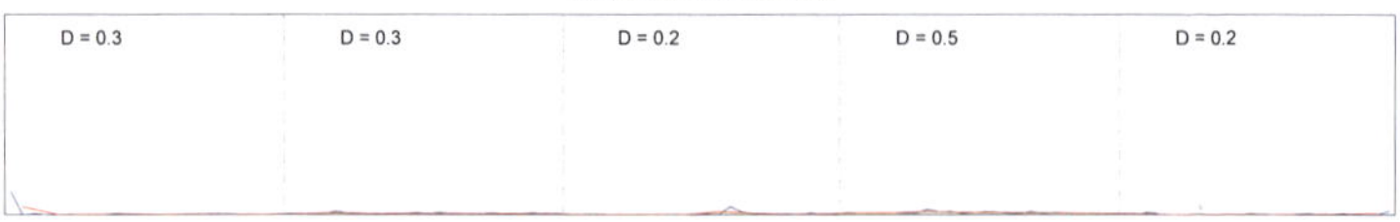

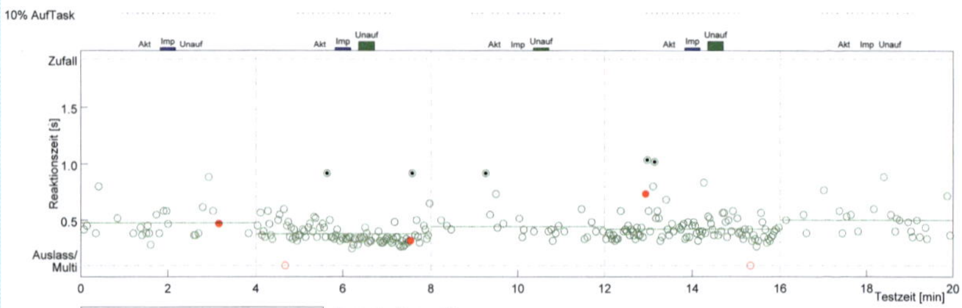

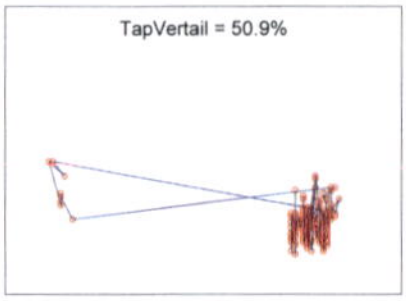

Ergebnisse Tap

Tap Rate [%]	100
Multi Tap [#]	0
Ausreißer [#]	5
Zufall [#]	0

Ergebnisse Aktivität

Referenz: N = 50

	Messung	Z-Wert	Perzentile
Distanz [m]	1.5	-1.6	5
Volum [cm3]	0.5	-1.4	8
Zeit im Bewegung [%]	1.0	-1.5	7

Ergebnisse Impulsivität & Unaufmerksamkeit

	Tot	Lo	Hi	RelDiff	Z-W	Perz.
Reaktionszeit [ms]	422	476	401	19	-0.1	47
ReaktionszeitVar [ms]	108	128	92	39	-0.5	31
Normalisiert Var.	26	27	23	17	-0.5	31
Impulsfehler [%]	0.9	0.3	4.2		-1.6	6
Auslassfehler [%]	0.8	0.0	1.0		-0.8	22
Fehlerrate [%]	0.8	0.3	1.7		-1.1	14

SW: 1.9 RG: 0.7 DB: 0.3 FF: 1.4 8aeb9d www.opatus.se Report erztellt am: 19 Jan 2018 um 10:48

Abbildung 29: *Leon – unter der Dosierung von 40 mg LDX pro Tag ist die Leistung deutlich besser, das Reaktionstempo ist schneller und gleichmäßiger.*

Weiterführende Literatur zum Thema medikamentöse Behandlung

1. American Academy of Pediatrics (Hg.): Clinical practice guideline: treatment of the school-aged child with attention-deficit/hyperactivity disorder. Pediatrics 2001;108(4): 1033-1044.
2. Biederman, J. et al.: A randomized, placebo-controlled trial of OROS methylphenidate in adults with attention-deficit/hyperactivity disorder. Biol Psychiatry 2006;59(9):829-835.
3. Brown, R. T. et al.: Treatment of attention-deficit/hyperactivity disorder: Overview of the evidence. Pediatrics 2005;115(6):e749-757.
4. Chang, Z. et al.: Stimulant ADHD medication and risk for substance abuse. J Child Psychol Psychiatry. 2014;55(8):878-885, doi: 10.1111/jcpp.12164.
5. Faraone, S. et al.: An analysis of patient adherence to treatment during a 1-year, open-label study of OROS® methylphenidate in children with ADHD. Journal of Attention Disorders 2007;X (X): 1-10.
6. Jensen, P. et al.: Cost-effectiveness of ADHD treatments: findings from the multimodal treatment study of children with ADHD. J Atten Disord 2007;11(2):157-166.
7. Knapp, M.: Economic evaluations and interventions for children and adolescents with mental health problems. J Child Psychol Psychiatry 1997;38(1):3-25.
8. Levy, S. et al.: Childhood ADHD and risk for substance dependence in adulthood: a longitudinal, population-based study. PLoS One 2014;9(8):e105640.
9. Pelham, W. E. et al.: A comparison of morning-only and morning/late afternoon Adderall to morning-only, twice-daily, and three times-daily methilphenidate in children with attention-deficit/hyperactivity disorder. Pediatrics 1999;104(6):1300-1311.
10. Spencer, T. et al.: Efficacy of a mixed amphetamine salts compound in adults with attention-deficit/hyperactivity disorder. Arch Gen Psychiatry 2001;58(8):775-782.
11. Spencer, T. et al.: A double-blind, crossover comparison of Methylphenidate and placebo in adults with childhood-onset attention-deficit hyperactivity disorder. Arch Gen Psychiatry 1995;52(6):434-443.

12. Wilens, T. E. et al.: Multisite controlled study of OROS Methilphenidate in the treatment of adolescents with attention-deficit/hyperactivity disorder. Arch Pediatr Adolesc Med 2006;160(1):82-90.

KAPITEL 5
Nicht-medikamentöse Behandlungsmöglichkeiten von ADS

Das Wichtigste in Kürze:

- **Den besten Erfolg verspricht eine mehrgleisige Behandlung sowohl mit Medikamenten als auch mit nicht-medikamentösen Therapieansätzen.**
- **Spezielle Eltern-Kind- und Lehrer-Schüler-Kurse zeigen den direkt und indirekt von ADS Betroffenen, wie sie gut miteinander umgehen können.**
- **Damit psychotherapeutische Behandlungen nicht etwa jahrelang ohne Verbesserung der ADS-Symptomatik durchgeführt werden, sind zwischenzeitliche Erfolgskontrollen unverzichtbar.**
- **Entspannungsübungen befähigen die ADS-Betroffenen, sich aus Situationen, die zu eskalieren drohen, herauszuziehen bzw. erst gar nicht hineinzugeraten.**

Ziel einer ADS-Therapie ist immer die vollständige Heilung der Störung, also nicht nur die Beseitigung der Symptome, sondern auch der altersgemäße Stand der Lernleistungen des Gehirns – und damit die Eliminierung der Ursache des ADS. Medikamente allein können das Lerndefizit kaum aufholen; erst eine begleitende pädagogische und/oder psychologische Therapie rundet die Gesamttherapie zu einem erfolgversprechenden Ganzen ab.

In diesem Kapitel will ich die wichtigsten pädagogischen und psychotherapeutischen Ansätze vorstellen, die im Fall eines ADS zu einer Besserung der Symptome führen können. Die Fallbeispiele belegen, dass die Heilung von ADS ein erreichbares Therapieziel darstellen kann. In der Regel ist eine jahrelange Behandlung mit mehreren Therapieansätzen gleichzeitig notwendig; unter bestimmten Voraussetzungen sind aber auch schnellere Erfolge zu erzielen.

Bei den nicht-medikamentösen Therapien kommen im Wesentlichen drei Ansätze in Frage:

- **Pädagogische Interventionen:** Vor allem die Anleitung der Patienten zur Selbsthilfe durch den Arzt fällt in diese Sparte. Auch Elternschulungen und Schulungen für die Lehrer der betroffenen Kinder und Jugendlichen zählen zu den pädagogischen Hilfeleistungen.
- **Psychotherapeutische Interventionen:** Unter den psychotherapeutischen Interventionen zur Behandlung von ADS sind vor allem verschiedene Verhaltenstherapien zu nennen. Sie beruhen auf der Idee, dass erlerntes Verhalten auch wieder *verlernt* werden kann. Der Schlüssel dazu liegt in der Konditionierung: Bei störendem Verhalten werden negative Gefühle vermittelt, bei erwünschtem Verhalten erfolgt eine Belohnung durch positive Gefühle. So werden auf Dauer Verhaltensmuster verändert.
- **Entspannungstechniken** nutzen die Vorteile sowohl einer pädagogischen als einer psychotherapeutischen Intervention. Betroffene aller ADS-Typen (ADS, ADHS und Mischtypen) lernen wahrzunehmen, wann sie in zu große Unruhe kommen und wie sie diese Unruhe durch Entspannungsübungen in den Griff bekommen. So können sie die Eskalation von problematischen Situationen vermeiden.

Insgesamt ist festzustellen, dass es bei den nicht-medikamentösen Therapien nur wenige Studien gibt, die zuverlässige Aussagen über ihren Erfolg bei ADS liefern. Die Erfahrung aus der Praxis zeigt allerdings, dass sie durchaus Verbesserungen erzielen. Voraussetzung ist, dass sie in ein komplettes Therapieschema eingebettet werden – also in Kombination mit einer Medikation stattfinden. Leider stehen viele Patienten (und leider auch manche Ärzte) dem Einsatz von Medikamenten zur Behandlung von ADS kritisch gegenüber. So kommt es, dass Psychotherapien nicht selten über Jahre als Monointervention durchgeführt werden, bevor man endlich die Unwirksamkeit dieses Vorgehens einsieht. Viel zu spät wird dann mit der Medikation begonnen, die die Lernleistung des Gehirns durch günstige Beeinflussung des Neurotransmitter-Haushalts unterstützt. Die Zeitspanne, in der zuvor keine oder nur wenige Verbesserungen der Symptome erzielt wurden, ist unwiederbringlich verloren.

Und noch ein weiteres Problem gibt es im Umgang mit psychotherapeutischen Interventionen. Genauso, wie ein Arzt eine Medikation begleitet und auf Effizienz prüft, muss er auch beobachten, ob eine von ihm verordnete Therapie im Einzelfall Erfolge hervorbringt. Zeichnet sich nach einer gewissen Zeit keine Besserung ab, muss er auf eine Alternative umstellen. Leider geben sich jedoch Ärzte, Eltern und Lehrer oft damit zufrieden, dass das Kind mit ADS überhaupt in Therapie ist; selbst ein nur mäßiger oder gar ausbleibender Therapieerfolg wird akzeptiert.

Nur eine in allen Aspekten optimierte Therapie sowohl aus Medikamenten als auch pädagogischen und psychotherapeutischen Interventionen lässt Lerneffekte erwarten, die das ADS zum Verschwinden bringen. Die Kunst des Arztes besteht darin, unter den zur Verfügung stehenden Möglichkeiten die für den einzelnen Patienten passende Kombination zu finden, die zu diesem Ergebnis führt. Verschiedene Fachverbände haben Leitlinien erarbeitet, die den Arzt bei dieser Suche unterstützen. Es ist ein gutes Zeichen, dass die Leitlinien der Deutschen Gesellschaft für Kinder- und Jugendpsychiatrie und Psychotherapie, der Deutschen Gesellschaft für Sozialpädiatrie und des Europäischen Netzwerkes für hyperkinetische Störung (EUNETHYDIS) fast deckungsgleich sind.

Auf den folgenden Seiten werden einige der für die Behandlung von ADS relevanten Techniken und Methoden der drei genannten Therapieformen näher beleuchtet. Die Auflistung erhebt keinen Anspruch auf Vollständigkeit. Standardmethoden wie zum Beispiel die Ergotherapie sind gemeinhin bekannt und werden hier nicht aufgeführt.

Pädagogische Interventionen

Jeder Arzt hat eine eigene Routine entwickelt, wie er seinen Patienten im Umgang mit der Krankheit schult. Im ärztlichen oder psychotherapeutischen Gespräch vermittelt er Wissen über die ADS-Störung und darüber, welche Situationen vermieden werden sollten.

- **Psychoedukation:** Erfahren die Betroffenen Fakten zu den Ursachen von ADS und werden sie im Umgang mit dieser Störung geschult, fühlen sie sich nicht mehr so ausgeliefert. Eine Altersgrenze nach unten gibt es nicht. Kleine Kinder verstehen natürlich noch nicht die neurologischen Zusammenhänge, die ich ihren Eltern erkläre, doch sie bekommen sehr gut mit, dass sie keine Schuld an den teilweise verstörenden Situationen tragen, zu denen ihr ADS führt.

Selbst Zweijährige erfassen die Stimmung im Gespräch und merken sehr gut, dass die Eltern erleichtert reagieren.

- **Elternschulungen:** Auch für die Eltern bedeutet es eine enorme Entlastung, wenn ihnen die Zusammenhänge klar werden. Sie denken ja oft, sie selbst hätten etwas falsch gemacht und wären der Auslöser für die ADS-Symptomatik ihres Kindes. Dass seine Verhaltensauffälligkeit nicht etwa an »schlechter Erziehung« liegt, sondern organische Ursachen hat, unterstützt sie in ihrem Selbstwertgefühl. Und dass ADS heilbar ist, gibt dem Familienleben wieder eine Perspektive und lässt die Eltern wieder mit Mut in die Zukunft blicken.
- **Schulungen für Erzieher und Lehrer:** Ein Umfeld, das über die Ursachen und Behandlungsmöglichkeiten von ADS Bescheid weiß, kann die betroffenen Kinder unterstützen. So nehmen im Gruppenraum der Kita und in den Schulklassen die ADS-Symptome eher ab, als dass sie sich weiter verschärfen.

Hilfreich wären auch Kurse, in denen Kollegen und Vorgesetzte von ADS-Erwachsenen im Beruf lernen. Doch auch wenn sie zweifellos viele soziale Probleme lindern könnten, werden sie noch nicht angeboten.

Therapieprogramm für Kinder mit hyperkinetischem und oppositionellem Problemverhalten (THOP)

Die Verhaltenstherapie THOP ist in der Regel gut geeignet, »schwierigen« Kindern und Jugendlichen von drei bis zwölf Jahren, deren Verhalten jede Gruppe sprengt, zu einem entspannteren Leben, zur Aufnahme in soziale Gruppen und zu einer günstigen Zukunftsprognose zu verhelfen. THOP wird ganz auf die Bedürfnisse von Kind, Eltern und Kindergarten/Schule abgestimmt und kann im Einzel- oder Gruppentraining stattfinden. Seine Wirksamkeit vor allem für Grundschulkinder wurde durch mehrere Studien nachgewiesen.

Das Therapieprogramm beginnt mit einer umfassenden Diagnostik und dem Erstellen des Behandlungsplanes. Hierbei wird das Augenmerk auf die individuellen Verhaltensprobleme des Kindes sowie auf dessen Umgebung in Familie, Kindergarten und Schule gerichtet. Die Therapie stützt sich auf die gemeinsamen Anstrengungen von betroffenem Kind, dessen Eltern sowie den Lehrern bzw. Erziehern. Die Verhaltensmuster werden von zwei Fronten her aufgebrochen:

- Das Eltern-Kind-Programm sorgt dafür, dass Eltern und Kinder heraufziehende problematische Situationen in der Familie möglichst früh erkennen und sie durch bestimmte deeskalierende Verhaltensweisen bewältigen.
- Parallel dazu läuft das Erzieher/Lehrer-Kind-Programm, das für Situationen, die in Kindergarten

und Schule aus dem Ruder zu laufen drohen, sensibilisiert und passende Verhaltensweisen trainiert.

Für die genaue Ausgestaltung der Kurse stehen verschiedene pädagogisch-therapeutische Bausteine zur Verfügung, die je nach Fall ausgewählt werden. Darüber hinaus bietet THOP den ärztlichen Therapeuten Hinweise zur begleitenden medikamentösen Therapie. Haben die Beteiligten gelernt, die Situationen gut zu bewältigen, erfolgt zum Abschluss des Therapieprogramms noch eine Phase, in der die Effekte stabilisiert werden.

Marburger Konzentrationstraining (MKT)

Auch diese Verhaltenstherapie richtet sich an hyperaktive Kinder und Jugendliche; das Alter der Zielgruppe wird mit fünf bis zwölf Jahre angegeben. Es stehen hier weniger die Interaktionen zwischen Erwachsenen und Kindern im Fokus, sondern der Arbeitsstil des Kindes. In sechs bis acht Trainingsstunden soll es lernen, seine Impulsivität möglichst zu kontrollieren und zu einem konzentrierten und bewussten Arbeitsstil zu finden. MKT versorgt das Kind auch mit Arbeitstechniken, mit deren Hilfe es in der Schule besser zurechtkommt und auch nicht mehr an den Hausaufgaben scheitern muss. Teil dieser Techniken sind Entspannungsübungen, die es situationsbedingt einzusetzen lernt.

Tiefenpsychologische Psychotherapie

Wir haben gesehen, dass Vorgänge kurz vor, während und nach der Geburt einen großen Einfluss auf die Lernfähigkeit des Gehirns haben können. Im dritten Kapitel wurde die Macht der persistierenden frühkindlichen Reflexe gezeigt und wie die für die weitere Entwicklung hinderlichen Reflexe – wie von der Natur vorgesehen – eliminiert werden können. Die tiefenpsychologische Psychotherapie nähert sich diesem Thema auf ähnliche Art. Sie geht davon aus, dass die verdrängten Erfahrungen zu unbewussten psychischen Mustern geführt haben. Indem diese frühkindlichen Erfahrungen bewusst gemacht und verarbeitet werden, kann der Patient mit einer ganz neuen Perspektive auf sein Verhalten schauen. Auf indirektem Wege kann es dann zu einer Besserung der Symptome kommen.

Systemische Therapie

Wie im ersten Kapitel beschrieben, sind an der Ausprägung von ADS nicht nur genetische Gegebenheiten und frühkindliche Erfahrungen beteiligt, sondern auch psychosoziale Faktoren. Die soziale Gruppe, in der sich der Betroffene bewegt – also zum Beispiel die Familie oder die Klasse – hat immer einen deutlichen Anteil an der Problematik. Deshalb ist von ärztlicher Seite eine systemische Sicht sowohl in der Diagnostik als auch in der Begleitung eines Klienten und seiner Familie unabdingbar. Auch dem Betroffenen hilft der systemische Blickwinkel weiter. Die Systemische Therapie ist eine Weiterentwicklung der Familientherapie. Sie setzt sehr stark auf die Eigenleistung der Patienten bzw. der Eltern von ADS-Kindern. Der Therapeut gibt in nur wenigen Therapiestunden, die in größerem Zeitabstand voneinander stattfinden, nur bestimmte Anregungen.

EEG-gestütztes Neurofeedback

Für alle Menschen ist es schwer, über viele Jahre oder sogar Jahrzehnte eingeübte Reaktionsmuster zu durchbrechen, auch dann, wenn das resultierende Verhalten negative Auswirkungen hat. Leichter kann es werden, wenn die Betroffenen eine Möglichkeit bekommen, die Vorgänge in ihrem Kopf zu visualisieren (oder auch in hör- oder spürbare Sinneseindrücke übersetzt bekommen). So gelingt es ihnen mit einiger Übung, bestimmte Erregungszustände zu vermeiden bzw. entspannte Zustände aufrechtzuerhalten.

EEG bedeutet Elektro-Enzephalogramm, das heißt: die Gehirnströme werden mittels Sensoren gemessen. Beim EEG-gestützten Neurofeedback dienen sogenannte quantitative EEGs (q-EEG) als Messmethode; sie zeigen die dominanten Aktivierungsmuster im Gehirn als farbige Muster an. In meiner Praxis wird die Technik des EEG-gestützten Neurofeedbacks seit 2009 in Kooperation mit einer benachbarten Praxis eingesetzt. Es stellt für uns eine ergänzende Methode dar, im Rahmen eines ganzheitlichen Konzeptes auch dann Verbesserungen erreichen zu können, wenn konventionelle therapeutische und medikamentöse Interventionen nicht zum Erfolg führen. In der Regel kommen sie bei schweren Verläufen folgender Störungsbilder zur Anwendung:

- impulsives ADHS in Kombination mit oppositioneller Verhaltensstörung
- Tourette-Syndrom
- Autismus
- Zwangsstörungen und Depressionen

Jeweils vor Therapiebeginn wird beim Patienten ein q-EEG abgeleitet, indem auf seiner Kopfhaut 19 Sensoren befestigt werden; jeweils vier von ihnen grenzen ein bestimmtes Gehirnareal ein. Die durch das Gehirn erzeugten Schwankungen des elektrischen Potenzials werden nun gemessen und in Bilder übertragen. Die sichtbar gemachten Reaktionsmuster im Gehirn ermöglichen uns sowohl eine Überprüfung der Vordiagnose als auch das sogenannte *Brainmapping*. Hierbei werden die Areale, die sich untypisch verhalten, lokalisiert. Diese Areale werden nun trainiert, indem der Proband zum Beispiel einen Film anschaut, den er sich zuvor ausgesucht hat. Dessen Größe auf dem Bildschirm ist jedoch davon abhängig, wie gut das Gehirn eine ihm gestellte Aufgabe löst. Wurde der Proband zum Beispiel angewiesen, möglichst aufmerksam zu sein oder still zu sitzen, und das Gehirn verhält sich entsprechend, ist der Film auf voller Bildschirmgröße zu sehen. Sobald die Sensoren ein Nachlassen der Aufmerksamkeit melden, schnurrt die Größe des Films zusammen – es ist bald nicht mehr zu erkennen, was sich abspielt. In weniger als einer Minute hat das Gehirn gelernt, was es machen muss, damit der Film auf dem Bildschirm sichtbar bleibt. Neurofeedbacktraining wirkt also als ein verhaltenstherapeutisches Belohnungsprogramm.

Der Schwierigkeitsgrad wird vom Therapeuten so eingestellt, dass die Aufgabe vom Gehirn lösbar ist, es sich aber auch anstrengen muss. Sogar während der

Sitzung kann der Schwierigkeitsgrad angepasst werden, um einen möglichst großen Effekt zu erzielen Nach ca. zwanzig Behandlungseinheiten erfolgt eine Kontrolle mittels psychiatrischem Befund, q-EEG und gegebenenfalls ergänzenden psychometrischen Messungen (OPATUS-Test und/oder ergänzende Fragebogentests). Nur wenn das Neurofeedback messbare Verbesserungen bewirkt hat, wird diese zusätzlich unterstützende Therapie fortgesetzt. Die Gesamtbehandlungsdauer kann je nach Schwere und Störungsbild bis zu 80 Sitzungen umfassen.

Aus fachärztlicher Sicht gibt es deutliche Leistungsunterschiede bei den erhältlichen Varianten an »Übersetzungs-Software«. Die bekanntesten Programme heißen neuroConn® und Brainmaster®. Mit der neuroConn®-Technik lässt sich ein einfaches ADS-Training durchführen, mit Brainmaster® ist zusätzlich auch die Ableitung eines quantitativen EEGs möglich.

Entspannungstechniken

So wie bei den psychotherapeutischen Interventionen gibt es auch bei den Entspannungstechniken eine fast unüberschaubare Vielzahl an Methoden. Hier ein kurzer Überblick über vier von ihnen, die besonders erfolgversprechend sind.

Autogenes Training

Dieses Entspannungsverfahren hat sich vor etwa hundert Jahren aus Hypnosetechniken entwickelt. Der Berliner Psychiater Johannes Heinrich Schultz kam auf die Idee, die bei der Hypnose auftretende Entspannung der Muskulatur für Menschen, die ihren Erregungszustand herunterfahren möchten, nutzbar zu machen. Beim autogenen Training versetzt sich der Betroffene durch Autosuggestion, also durch eine Art Selbsthypnose, in einen für äußere Reize relativ unempfindlichen Bewusstseinszustand.

In der Regel sind die Kurse, in denen das autogene Training erlernt werden soll, auf zehn Sitzungen begrenzt. Bei Kindern machen solche Kurse meiner Erfahrung nach frühestens ab dem sechsten Lebensjahr Sinn. Weil der Effekt schnell verpufft, wenn sie zuhause nicht regelmäßig üben, ist das Angebot von Eltern-Kind-Kursen sinnvoll. So lernt auch ein Elternteil die Technik des autogenen Trainings kennen und kann das Kind anhalten, auch daheim zu üben, und so den Entspannungseffekt aufrechterhalten.

Progressive Muskelentspannung

Oft weiß man gar nicht, wie angespannt man ist. Es kann sein, dass jemand schon längere Zeit mit hochgezogenen Schultern und geballten Fäusten umherläuft und nicht merkt, dass sein Aggressions- oder Angstlevel längst auf besorgniserregender Höhe angelangt ist. Übt der Betroffene das bewusste An- und Entspannen bestimmter Muskelgruppen ein, hat das gleich vier positive Effekte:

- Seine Körperwahrnehmung verbessert sich.
- Er kann Muskelverspannungen und die damit verbundenen Schmerzen auflösen.
- Mit einiger Übung kann er die Muskeln seines Körpers jederzeit gezielt ansteuern und in einen entspannten Zustand bringen.

- Auch weitere Ausprägungen eines körperlichen Alarmzustandes – zum Beispiel einen schnellen Puls, Herzklopfen und Schweißausbrüche – bekommt der Betroffene in den Griff.

Wie beim autogenen Training gilt: Das Verfahren ist schnell und einfach erlernbar, ist allerdings für Kinder erst ab sechs Jahren geeignet. Ohne regelmäßiges Üben verfliegt der Effekt schnell wieder.

Lachyoga

Die Wissenschaft der Gelotologie (griechisch gélōs, das Lachen) beschäftigt sich seit Mitte der Sechzigerjahre mit den körperlichen und seelischen Auswirkungen des Lachens auf den Menschen. Schnell konnte man nachweisen, dass das Sprichwort »Lachen ist gesund« nicht von ungefähr kommt. So steigt zum Beispiel bei ausgiebigem Lachen die Aktivität der sogenannten Killerzellen und der Immunglobuline messbar an, das Immunsystem wird gestärkt. Auch wird der Körper durch die intensivere Atmung besonders gut mit Sauerstoff versorgt. Ein weiterer Effekt: Lachen wirkt gegen Schmerzen. Unter anderem liegt das an den Endorphinen, die ausgeschüttet werden. Mit nur wenigen Minuten Lachen geht eine Schmerzerleichterung einher, die mehrere Stunden andauern kann.

Interessant für Betroffene mit ADS wird das Lachen insbesondere durch folgende Auswirkungen:

- Lachen entspannt. Bestimmte Muskelgruppen wie Hals- und Gesichtsmuskeln sind zwar im Höchsteinsatz, doch die meisten Muskeln lassen beim Lachen locker – so sehr, dass man vor Lachen umfallen kann.

- Es wirkt gegen Stress und hohen Blutdruck.
- Gemeinsames Lachen bringt die Mitglieder einer Gruppe schnell ins gegenseitige Vertrauen und steigert Sozialkompetenz, Selbstsicherheit und Selbstwertgefühl.
- Lachen verwandelt negative in positive Gefühle und stärkt die innere Freude.

Die Methode des Lachyogas (Hasya-Yoga) wurde vom indischen Arzt und Yogalehrer Madan Kataria und seiner Frau Madhuri entwickelt. Sie verbanden Yogatechniken mit Lachübungen; in den Übungsstunden geht es neben Dehn- und Atemübungen vor allem darum, dass die Teilnehmer künstlich-gewollt lachen (»Hasya« ist Sanskrit und bedeutet »grundloses Lachen«). Ähnlich wie willkürlich hochgezogene Mundwinkel tatsächlich für gute Laune sorgen, zeigt auch dieses künstliche Lachen Wirkung: Es geht automatisch in echtes Lachen über – vor allem dann, wenn diese Übung gemeinsam durchgeführt wird, sorgt die Gruppendynamik für langes und befreites Lachen. Der Spruch »Fake it, until you make it« (»Tu so als ob, bis es echt wird«) beschreibt das Prinzip des Lachyoga also sehr gut.

Risotherapie

Die Risotherapie wurde in meiner Praxis aus dem Lachyoga entwickelt. Sie ist keine reine Entspannungsübung, sondern schlägt die Brücke zu den psychotherapeutischen Techniken. In Gegensatz zum Lachyoga wird die Risotherapie durch ärztlich oder therapeutisch ausgebildete Fachkräfte durchgeführt, die aufgrund ihrer Erfahrungen die Krankheiten, Traumata, Phobien und andere Probleme der Gruppenteilnehmer besonders berücksichtigen können. Da in solchen Gruppen die Dynamik leicht kippen kann, muss der Therapeut professionell reagieren können.

Es gibt auch einen weiteren wichtigen Unterschied zum Lachyoga: Die Risotherapie arbeitet nicht mit zunächst künstlichem Lachen, sondern mit dem spontanen und natürlichen Lachen, das durch eine Art Improvisationstheater ausgelöst wird. Über das Lachen fallen von den Teilnehmern Stress und Spannung ab, und es hilft ihnen dabei, lässiger und entspannter zu sein und Konflikte aufzulösen.

Weiterführende Literatur zum Thema nicht-medikamentöse Behandlungsmöglichkeiten von ADS

1. Rosza, J.: Das Marburger Konzentrationstraining. In: Trainingsprogramme zur schulischen Förderung. Kompendium für die Praxis. Beltz, Weinheim 2003, S. 47–66.
2. Beck, M.: Therapiebaukasten oder Trainingsprogramm? In: Evaluation als Maßnahme der Qualitätssicherung. Pädagogisch-psychologische Interventionen auf dem Prüfstand. Deutsche Gesellschaft für Verhaltenstherapie, Tübingen 1998, S. 161–172.
3. Witte, S.: Entwicklung und Evaluation eines videogestützten Selbstinstruktionstrainings für aufmerksamkeitsgestörte Kinder. Dissertation, Universität Göttingen 2001.
4. Dreisörner, T.: Zur Wirksamkeit von Trainings bei Kindern mit Aufmerksamkeitsstörungen. Dissertation, Universität Göttingen 2004.
5. Schäfer, B.: Zur Wirksamkeit von Neurofeedback und Marburger Konzentrationstraining in der Therapie von Kindern mit Aufmerksamkeitsdefizit-/Hyperaktivitätsstörung (ADHS). Dissertation, Universität Frankfurt 2011.

6. Döpfner, M., Schürmann, S., Froehlich, J.: Therapieprogramm für Kinder mit hyperkinetischem und oppositionellem Problemverhalten THOP, 2013.
7. Bernstein, D. A., Borkovec, T. D.: Entspannungs-Training. Handbuch der Progressiven Muskelentspannung nach Jacobson, Klett-Cotta, 2007.
8. Schultz, J. H.: Autogenes Training. Das Original Übungsheft. Die Anleitung vom Begründer der Selbstentspannung, 24. Auflage, TRIAS, Stuttgart 2004.
9. Müller, E.: Zum Glück gibt es Lachen: Lachyoga – der Weg zur heiteren Gelassenheit, Signum, 2008.
10. Batra, A. (Hrsg.): Verhaltenstherapie. Grundlagen, Methoden, Anwendungsgebiete, 4. Auflage, Thieme, Stuttgart 2013.
11. Schlippe, A. von, Schweitzer, J.: Lehrbuch der systemischen Therapie und Beratung I., Vandenhoeck & Ruprecht, Göttingen 2012.
12. Schlippe, A. von, Schweitzer, J.: Lehrbuch der systemischen Therapie und Beratung II., Vandenhoeck & Ruprecht, 4. Auflage, Göttingen 2012.
13. Jaeggi, E., Riegels, V.: Techniken und Theorie der tiefenpsychologisch fundierten Psychotherapie, Stuttgart, 2008.
14. Richtlinie des Gemeinsamen Bundesausschusses über die Durchführung der Psychotherapie (Psychotherapie-Richtlinie), zuletzt geändert am 18. Oktober 2018, in Kraft getreten am 21. Dezember 2018. Download unter:
https://www.g-ba.de/richtlinien/20/
https://www.g-ba.de/downloads/62-492-1733/PT-RL_2018-10-18_iK-2018-12-21.pdf
15. Niv, S.: Clinical efficacy and potential mechanisms of neurofeedback; https://doi.org/10.1016/j.paid.2012.11.037

KAPITEL 6
Prognose und Heilung von ADS

Das Wichtigste in Kürze:

- **ADS ist heilbar, das Lerndefizit des Gehirns kann aufgeholt werden.**
- **Um eine vollständige Heilung zu erzielen, ist eine optimale Therapie notwendig. Standardbehandlungen führen meist nur zu Teilergebnissen.**
- **Die Früherkennung und -behandlung von ADS ist von großer Bedeutung – je später ein ADS diagnostiziert wird, desto länger dauert die Therapie.**

Früher war man der Ansicht, dass sich ADS bei Kindern »auswächst«. Doch ein ADS verschwindet nicht von allein. Nur mit einer auf die individuelle Störung und auf eventuell bestehende Multi- bzw. Komorbiditäten abgestimmten Therapie kann das Gehirn die fehlenden Lerninhalte nachholen. ADS ist somit heilbar – nicht nur bei Kindern, auch bei Erwachsenen.

Man weiß heute viel über die Ursachen von ADS. Und man weiß auch, dass ADS heilbar ist. Dass sich trotzdem viele Ärzte und Betroffene damit zufriedengeben, dass ADS nur halbherzig und ansatzweise behandelt wird, hat drei Gründe:

- In der Medizin herrscht seit längerer Zeit die Tendenz, die ungeheure Vielfalt der Krankheiten und Behandlungsmöglichkeiten zu katalogisieren und schubladenweise zu vereinheitlichen. Heraus kommen Standards, die zwar einen geordneten Überblick bieten und nicht zuletzt den Arzt bei der Abrechnung seiner Leistungen unterstützen, doch nicht selten der individuellen Problematik eines Patienten nicht genügend Rechnung tragen. Auch in der Forschung wird viel über einen Kamm geschoren – dass jahrzehntelang Medikamente nur an Männern und nicht an Frauen erprobt wurden, ist eines der wenigen Beispiele, die den Weg in die Öffentlichkeit gefunden haben.

- Während in den Forschungslaboren eine Erkenntnis nach der anderen gewonnen wird, finden diese nur mit sehr großer Verzögerung ihren Weg in den Praxisalltag. Zu groß ist manchmal das Beharrungsvermögen erfahrener Mediziner, die sich sagen: »Das habe ich so gelernt, das habe ich immer so gemacht, und die Erfolge geben mir Recht.« Dies gilt aber nur, wenn es schon als Erfolg angesehen wird, dass sich die ADS-Symptomatik bessert. Das Ziel sollte jedoch viel weiter greifen und die *Heilung* von ADS ins Visier nehmen.
- Es braucht eine kritische Masse zur Durchsetzung von Erkenntnissen. Selbst wenn Wahrheiten wissenschaftlich erforscht, nachgewiesen und einem bestimmten Personenkreis bekannt sind, können sie sich nicht durchsetzen, solange Andersdenkende noch in der überwiegenden Mehrzahl sind.

In dreißig Jahren als Kinder- und Jugendpsychiater fühlte ich mich immer herausgefordert, geltende Standards und Leitlinien nicht als Grenzen anzusehen und bei Bedarf über die üblichen Wege in Diagnostik und Therapie hinauszugehen. Ich wollte mich auch nie mit den unbefriedigenden Resultaten zufriedengeben, zu denen die auf dieser Basis vereinbarten Standardbehandlungen führen können. Mit diesem Buch hoffe ich, ein Umdenken in Bezug auf die ADS-Problematik voranzutreiben.

Wie lange dauert es, bis ADS geheilt ist? Je früher ADS erkannt wird, desto kürzer sind die Behandlungszeiten. Wenn die notwendigen Behandlungs- und Dosisanpassungen rechtzeitig und kontinuierlich erfolgen, kann man bei optimaler Medikation folgende Behandlungszeiten erwarten:

- bei 3- bis 6-Jährigen: eine Behandlungsdauer von 6 bis 12 Monaten
- bei 6- bis 12-Jährigen: eine Behandlungsdauer von 12 bis 18 Monaten
- bei 12- bis 18-Jährigen: eine Behandlungsdauer von 3 bis 5 Jahren
- bei Erwachsenen: eine Behandlungsdauer von 8 bis 10 Jahren

Manchmal lässt sich nicht wie gewünscht eine optimale Einstellung erreichen. Denn es kann eine sehr zeitintensive Angelegenheit sein, den für den Patienten geeigneten Therapiemix zu finden; unter Umständen ist ein ständiges Nachregulieren notwendig. Das bedeutet jedoch nicht unbedingt, dass keine Heilung erfolgen kann. Der Behandlungsverlauf wird nur länger dauern. Auch wenn Komorbiditäten vorhanden sind, die ihre eigene Dynamik mit sich bringen und den Behandlungsverlauf erschweren, werden in der Regel die oben genannten Behandlungszeiten überschritten.

Andererseits geben die sich schon während der Behandlung einstellenden Verbesserungen der ADS-Symptomatik dem ADS-Betroffenen (und dem Arzt) Auftrieb und fördern den Durchhaltewillen. Das folgende Beispiel zeigt das große Entwicklungspotenzial auch bei sehr spät diagnostizierter ADS-Erkrankung und dass erstaunliche Erfolge sich schon nach kurzer Zeit einstellen können – auch wenn die Gesamtbehandlung länger dauert.

Fallbeispiel Georg: *Den 38-Jährigen lerne ich als Vater von zwei extrem hyperkinetischen Kindern mit ADS kennen, die seit mehr als zwei Jahren in unserer Behandlung sind. Seine Frau hat ihn gedrängt, mir auch mal die eigenen Probleme zu schildern. Georg war Bergmann, arbeitet heute als Vorarbeiter in einem Lager und als Staplerfahrer. Er schildert, dass er als Kind genauso hyperaktiv und unkonzentriert war, wie er seine Kinder jetzt erlebt. Er sei aber nie diagnostiziert oder behandelt worden. Zum Zeitpunkt unseres Gesprächs wird er bereits seit zehn Jahren aufgrund seiner Depression psychiatrisch behandelt; die verschriebenen Antidepressiva haben ihm aber nach eigener Auskunft eigentlich nie richtig geholfen.*

Sein Lebenslauf ist typisch für ADS-Betroffene: Nach dem Hauptschulabschluss beginnt er mehrere Ausbildungen und bricht sie wieder ab. Schließlich wird er in der Zeche zum Bergmechaniker ausgebildet. Trotz vieler Schwierigkeiten schafft er es, sich die Stelle eines Vorarbeiters im Lager zu erarbeiten. Doch die ADS-Symptomatik begleitet Georg natürlich auch weiterhin. Unter Druck entwickelt er psychosomatische Beschwerden wie Magenschmerzen, Kopfschmerz oder Schlafstörungen. Auch traut er sich nicht, vor mehr als drei Menschen zu sprechen. Einmal in der Woche muss er seinen Werkzeugkasten aufräumen. Das dauert jedes Mal zwei Stunden, anschließend würde er ihn »am liebsten an die Wand schmeißen«. Im Anschluss an seine Acht-Stunden-Schicht ist er völlig fertig und hat auch keinen Nerv für seine unruhigen Kinder zu Hause. Er will dann nur noch die Beine hochlegen und versuchen, vor dem Fernseher abzuschalten. Georg erzählt mir auch von dem Zechenhaus, das er vor fünf Jahren für seine Familie gekauft hat. Er will dort einen Anbau errichten und arbeitet an manchen Wochenenden 16 Stunden daran, ohne bislang fertig geworden zu sein.

Nach Sicherung der Diagnose ADS und Vermittlung einer ADS-Behandlung bei einem Erwachsenenpsychiater kommt er drei Monate später wieder zu mir und berichtet, dass die Depression jetzt wie weggeblasen sei, den Anbau des Hauses hat er fertiggestellt und das Aufräumen der Werkzeugkiste dauert nur noch zwanzig Minuten. Nach einigen Monaten begleitet er mich auf meine Bitte hin zu einem Vortrag über ADS und spricht dort vor knapp zweihundert Zuhörern über sich, sein ADS und den eingeschlagenen Behandlungsweg – seine Angst vor größeren Gruppen ist wie weggeblasen!

Nur die Eheleute müssen sich neu aufeinander einstellen: Georg kommt jetzt nicht mehr abgeschlagen von der Arbeit, sondern will mit den Kindern spielen und Anteil an der Erziehung nehmen. »Das war schon eine große Umstellung für meine Frau«, sagt er.

In manchen Fällen sind die ADS-Symptome sogar in einer deutlich kürzeren Behandlungszeit überwunden. Die Gründe hierfür sind noch unklar. Doch die Erfahrung zeigt, dass sich bereits nach ein bis zwei Kontrolluntersuchungen erkennen lässt, ob ein ADS-Patient zu der Gruppe der »schnellen« ADS-Patienten gehört: Zeigen schon die ersten Kontrolluntersuchungen erhebliche Fortschritte, kann man davon ausgehen, dass auch der weitere Verlauf sehr zügig ist. Das folgende Beispiel zeigt so einen Fall, in dem schon nach kurzer Zeit absehbar war, dass eine schnelle Heilung des ADS erwartet werden durfte.

Fallbeispiel Marie: *Die 14-jährige Marie ist bei der Erstuntersuchung hoch impulsiv und flüchtig. Ihre Unruhe ist so groß, dass sie das Testgerät nicht frei halten kann. Wir müssen das Gerät auf den Tisch legen, deshalb entfällt die grafische Auswertung der Bewegungsmuster (siehe Abbildung 30). Marie nimmt Methylphenidat (Ritalin®), die Dosis kann bereits nach wenigen Monaten reduziert werden. Ein halbes Jahr nach Behandlungsbeginn zeigt die Kontrolluntersuchung die erheblichen Fortschritte. Die Patientin kann jetzt über 20 Minuten das Testgerät halten, sie macht keine systematischen Fehler mehr und auch Impulsivität und Flüchtigkeit sind fast vollständig überwunden (siehe Abbildung 31). Diese enormen Fortschritte schon nach weniger als einem halben Jahr Behandlungsdauer weisen auf eine besonders gute Prognose hin. Tatsächlich ist die Patientin nach dreizehn Monaten ausbehandelt (siehe Abbildung 32 und 33); nachdem die Ritalin®-Dosis schon in den Monaten zuvor stufenweise abgesenkt wurde, ist das Medikament nun ganz abgesetzt. Marie ist geheilt.*

OPATUS® CPTA 18-60 Jahre

Administriert von:
Praxis Dr. Meyers

Klienten-Nummer: Case Marie (W)

Klinik Id.: XX - nn - 1 | Datum: - . - . - | Zeit: - : - | Geburtstag: - . - . - | Alter: 13 J. 11 Mo. | Test Nr.: **1**

Medikamente	Diagnose	Selbsteinschätzung
Nicht angegeben	Nicht angegeben	100

Aktivität über die Zeit

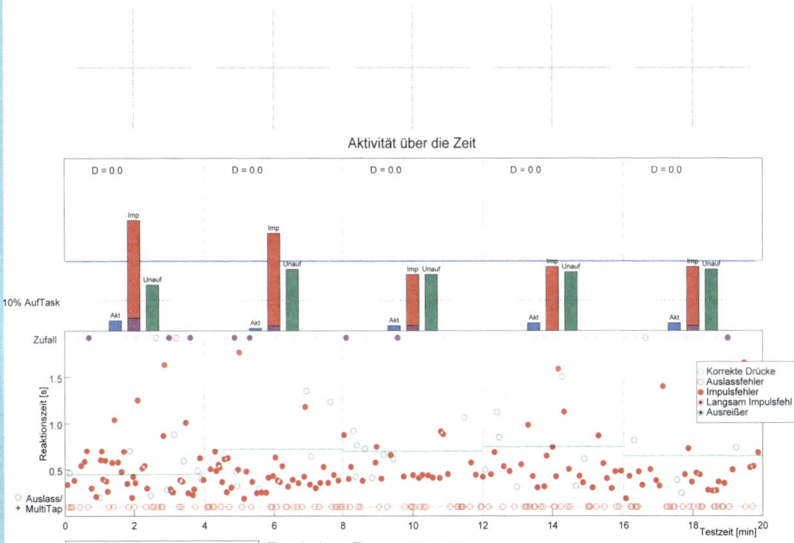

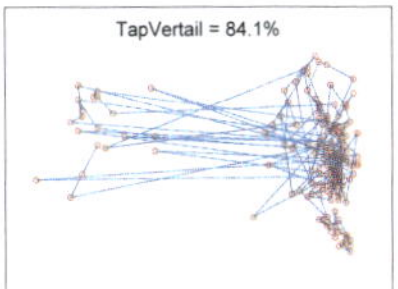

Ergebnisse Tap

Tap Rate [%]	126
Multi Tap [#]	0
Ausreißer [#]	0
Zufall [#]	11

Beachten:

- **Symbole im Peer Annahme:**
  In Erwägung ziehen 17.3% aus Auslassfehler (bis 56.7%)
  Dritte Symbol verpasst: 26 (78.8%) getroffen: 7 (21.2%)

Ergebnisse Aktivität — Referenz: N = 112

	Messung	Z-Wert	Perzentile
Distanz [m]	0.0	-1.8	4
Volum [cm3]	0.0	-1.7	5
Zeit im Bewegung [%]	0.0	-1.6	5

Das Alter ist zu niedrig!
Hier im Vergleich zu 18-Jährigen

Ergebnisse Impulsivität & Unaufmerksamkeit

	Messung	Z-Wert	Perzentile
Reaktionszeit [ms]	636	2.9	99
ReaktionszeitVar [ms]	337	> 3.0	99
Normalisiert Var. [%]	53	> 3.0	99
Impulsfehler [%]	31.6	> 3.0	99
Auslassfehler [%]	74.0	> 3.0	99
Fehlerrate [%]	42.2	> 3.0	99

SW: 1.0 RG: 1.0 DB: 0.4 FF: 1.1 3118ac — www.opatus.se — Report erztellt am: 01 Feb 2022 um 00:47

Abbildung 30: *Marie – bei der Eingangsuntersuchung zeigt sich ihre große Unruhe. Nur wenige Reaktionen sind richtig; auch die Zahl der Auslassfehler ist extrem hoch.*

OPATUS® CPTA 18-60 Jahre

Administriert von:
Praxis Dr. Meyers

Klienten-Nummer: Case Marie (W)

Klinik Id.: XX - nn - 1 | Datum: - . - . - | Zeit: - : - | Geburtstag: - . - . - | Alter: 14 J. 7 Mo. | Test Nr.: **2**

Medikamente			Diagnose	Selbsteinschätzung
Name	Dosis	Nach	F90.0	Aktivität: 100
Methylphenidate	5.0	0:59		Impulsivität: 0
				Unaufmerksamkeit: 0

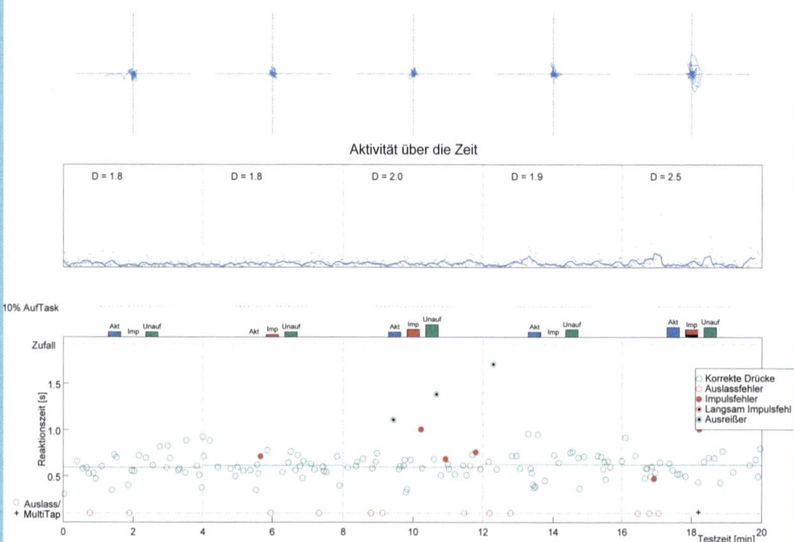

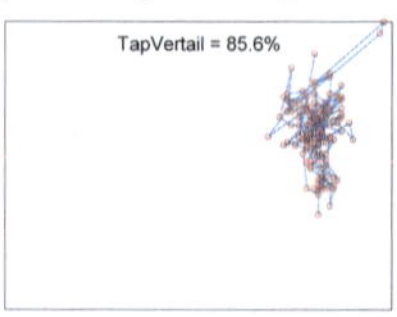

Ergebnisse Tap

Tap Rate [%]	97
Multi Tap [#]	1
Ausreißer [#]	3
Zufall [#]	0

Ergebnisse Aktivität Referenz: N = 112

	Messung	Z-Wert	Perzentile
Distanz [m]	10.0	0.7	74
Volum [cm3]	5.6	1.3	89
Zeit im Bewegung [%]	25.8	1.9	97

Das Alter ist zu niedrig!
Hier im Vergleich zu 18-Jährigen

Ergebnisse Impulsivität & Unaufmerksamkeit

	Messung	Z-Wert	Perzentile
Reaktionszeit [ms]	611	2.5	99
ReaktionszeitVar [ms]	134	-0.3	40
Normalisiert Var. [%]	22	-1.6	5
Impulsfehler [%]	1.6	-1.1	14
Auslassfehler [%]	8.0	1.1	85
Fehlerrate [%]	3.2	-0.6	29

SW: 1.3 RG: 1.0 DB: 0.4 FF: 1.2 3118ac — www.opatus.se — Report erztellt am: 01 Feb 2022 um 00:47

Abbildung 31: *Marie – die Kontrolluntersuchung ein halbes Jahr nach Behandlungsbeginn (schon mit reduzierter Dosis von Methylphenidat) zeigt die in so kurzer Zeit erzielten, erheblichen Fortschritte.*

OPATUS® CPTA 18-60 Jahre

Administriert von:
Praxis Dr. Meyers

Klienten-Nummer: Case Marie (W)

Klinik Id.: XX - nn - 1 | Datum: - . - . - | Zeit: - : - | Geburtstag: - . - . - | Alter: 15 J. 3 Mo. | Test Nr.: **3**

Medikamente
Nicht angegeben

Diagnose
Nicht angegeben

Selbsteinschätzung
Aktivität: 70
Impulsivität: 0
Unaufmerksamkeit: 0

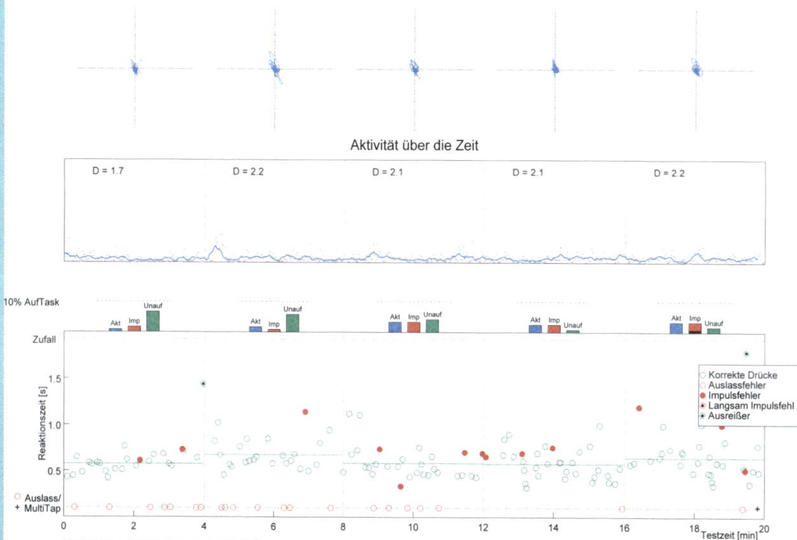

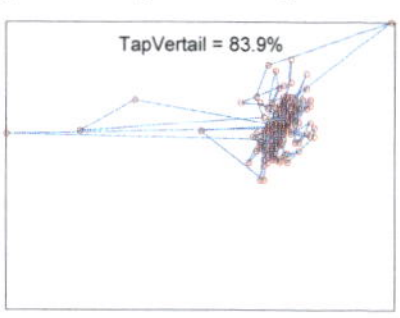

Ergebnisse Tap

Tap Rate [%]	95
Multi Tap [#]	1
Ausreißer [#]	2
Zufall [#]	0

Ergebnisse Aktivität Referenz: N = 112

	Messung	Z-Wert	Perzentile
Distanz [m]	10.4	0.7	77
Volum [cm3]	6.2	1.5	94
Zeit im Bewegung [%]	30.2	2.5	99

Das Alter ist zu niedrig!
Hier im Vergleich zu 18-Jährigen

Ergebnisse Impulsivität & Unaufmerksamkeit

	Messung	Z-Wert	Perzentile
Reaktionszeit [ms]	607	2.5	99
ReaktionszeitVar [ms]	170	0.8	80
Normalisiert Var. [%]	28	-0.5	29
Impulsfehler [%]	2.9	-0.6	27
Auslassfehler [%]	14.0	3.0	99
Fehlerrate [%]	5.7	0.4	67

SW: 1.4 RG: 1.0 DB: 0.4 FF: 1.3 3118ac www.opatus.se Report erzteilt am: 01 Feb 2022 um 00:47

Abbildung 32: *Ein Jahr und einen Monat nach Diagnosestellung und Behandlungsbeginn wird nun ein Test ohne Medikation durchgeführt. Die Flüchtigkeit über die ersten elf Minuten ist nervositätsbedingt, wie der weitere Verlauf des Tests zeigt, und nicht Ausdruck eines ADS.*

OPATUS® CPTA 12-18 Jahre

Administriert von:
Praxis Dr. Meyers

Klienten-Nummer: Case Marie (W)

Klinik Id.: XX - nn - 1 | Datum: - . - . - | Zeit: - : - | Geburtstag: - . - . - | Alter: 15 J. 11 Mo. | Test Nr.: **5**

Medikamente			Diagnose	Selbsteinschätzung
Name	Dosis	Nach	F90.0	Nicht angegeben
Methylphenidate	5.0	6:00		

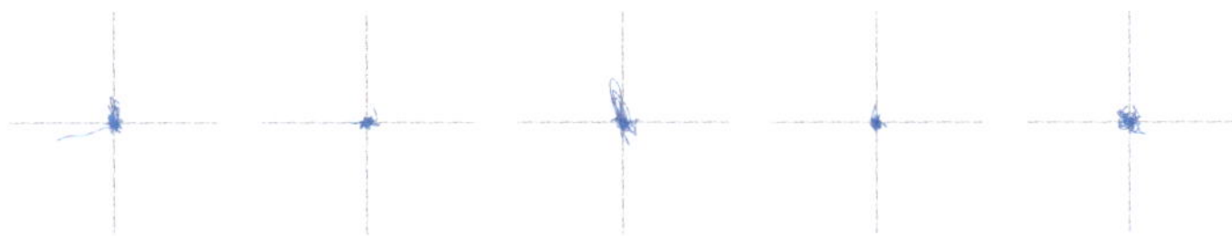

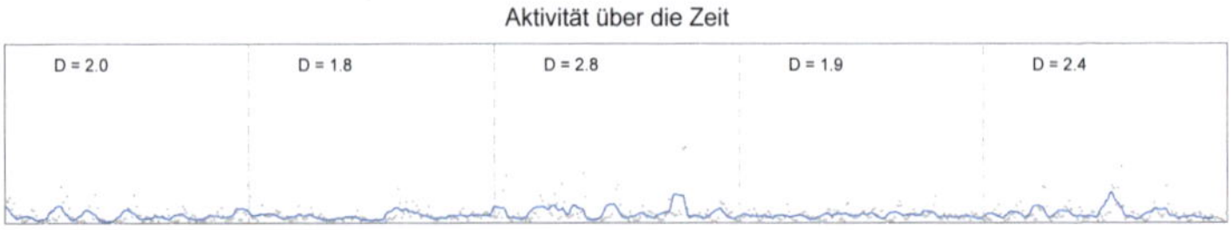

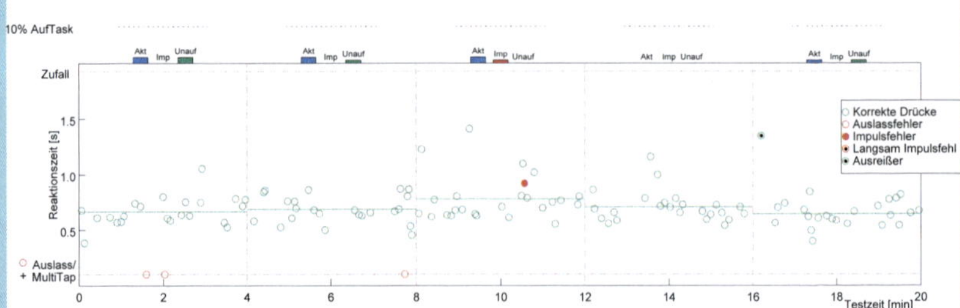

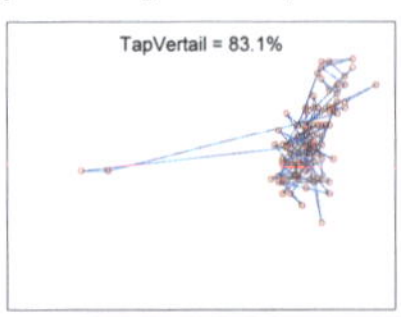

Ergebnisse Tap

Tap Rate [%]	98
Multi Tap [#]	0
Ausreißer [#]	1
Zufall [#]	0

Ergebnisse Aktivität

Referenz: N = 291

	Messung	Z-Wert	Perzentile
Distanz [m]	11.0	0.6	73
Volum [cm3]	6.8	0.9	83
Zeit im Bewegung [%]	28.5	1.1	86

Ergebnisse Impulsivität & Unaufmerksamkeit

	Messung	Z-Wert	Perzentile
Reaktionszeit [ms]	698	1.5	93
ReaktionszeitVar [ms]	152	-0.5	32
Normalisiert Var. [%]	22	-1.6	6
Impulsfehler [%]	0.2	-1.2	11
Auslassfehler [%]	2.5	-0.5	31
Fehlerrate [%]	0.7	-1.2	12

SW: 1.7 RG: 1.0 DB: 1.0 FF: 1.4 3118ac — www.opatus.se — Report erztellt am: 01 Feb 2022 um 00:47

***Abbildung 33:** Perfekte Konzentration unter 20 Prozent der anfangs nötigen Dosis von MPH. Die Medikation und Behandlung können ein halbes Jahr später ganz beendet werden.*

Voraussetzung für eine gute Prognose ist, dass die vom Arzt vorgeschlagene Therapie von den Betroffenen angenommen wird. Dass es nicht immer so geht, wie es sich der Arzt vorstellt, zeigt die folgende Geschichte.

Fallbeispiel Kevin: *Den 15-jährigen Kevin lerne ich kennen, als er in eine Wohngruppe für besonders schwer Erziehbare kommt, die ich betreue. Er ist hoch aggressiv und auch bereits kriminell geworden. Schon früh ist er aus der Familie genommen worden, die nicht mehr mit ihm zurechtkam, und wird seit der Einschulung in einer Schule für geistig Behinderte unterrichtet.*

Unsere Eingangsdiagnostik zeigt einerseits eine völlig normale Grundbegabung, andererseits eine extreme hyperkinetische Störung des Sozialverhaltens. Trotz seiner extremen Verhaltensauffälligkeit ist sein ADHS zuvor nie diagnostiziert worden! Unglaublich, dass diese Störung in heutiger Zeit über eine so lange Zeit übersehen werden konnte!

Es ist klar, dass eine Behandlung mit Medikamenten eine erhebliche Verbesserung erzielen könnte, sie würde ihm sogar die Chance auf einen normalen Schulabschluss geben. Doch Kevin entscheidet sich vehement gegen die Behandlung und auch gegen den Wechsel an eine Regelschule. Warum? Es stellt sich heraus, dass er aufgrund seiner geistigen Überlegenheit alle seine Mitschüler »in der Tasche hat«. Auf die Position eines Anführers, die er sich erarbeitet hat, will er nicht verzichten.

Heilung bedeutet, dass die Dosis des gegebenen Medikaments kontinuierlich reduziert werden kann und schließlich eine für das Alter angemessene und ausreichende Konzentration und Ausdauer bei Medikamentenfreiheit erzielt wird. Parallel sollte im Rahmen der

Psychoedukation daran gearbeitet werden, dass sich der Betroffene selbst einschätzen kann, um bei neuen, eventuell höher als normalen Anforderungen (zum Beispiel in Prüfungsphasen) zu erkennen, dass vorübergehend Hilfe in Anspruch genommen werden sollte. Diese Unterstützung kann, muss aber nicht in einem Medikament bestehen, auch andere Therapieformen federn solche abzusehenden Belastungsspitzen ab.

Zum Abschluss möchte ich noch einmal dem Leser nahebringen, dass es sich bei ADS um eine Krankheit handelt, die Einfluss auf das gesamte Leben nimmt. Für mich als Arzt ist es manchmal belastend zu sehen, wie bei einem unbehandeltem ADS das Potenzial und das Lebensglück eines Menschen über viele Jahre weit unter den Möglichkeiten bleibt. Auch wenn später immer noch eine Therapie und auch die Heilung möglich sind, lassen sich doch die Jahre zuvor nicht zurückdrehen. Vor allem wenn Bildungschancen vertan wurden, lässt sich das nur zum Teil ausgleichen.

Andererseits gibt es viele Fälle, in denen ein rechtzeitiges Eingreifen dafür sorgt, dass die ADS-Symptomatik rechtzeitig beseitigt werden kann. Die betroffenen Kinder und Jugendlichen müssen dann keine Ausgrenzung erleiden, sondern entwickeln stabile Beziehungen und können Verantwortung für sich und andere übernehmen. Ein Leben lang werden sie von familiären Bindungen, einem Freundeskreis und später von einer eigenen Familie getragen.

Fallbeispiel Stefan: *Ich lerne Stefan kennen, als er vier Jahre alt ist. Seine Mutter ist verzweifelt, weil er im Kindergarten über Tische und Bänke läuft und oft mit ungezügelter Aggressivität auf andere Kinder losgeht. Der Kindergarten hat bereits damit gedroht, ihn auszuschließen.*

Nach abgeschlossener Diagnostik ist klar, dass Stefan wie vermutet ein ADS aufweist. Wir beginnen zunächst mit Elternschulung und Eltern-Kind-Therapie in der Praxis, um Mutter und Vater in ihren Kompetenzen zu stärken. Parallel dazu führen wir Beratungen für die Erzieherinnen im Kindergarten durch. Der drohende Ausschluss aus dem Kindergarten veranlasst uns, schon ein halbes Jahr vor Stefans Einschulung mit einer unterstützenden Medikation für sein ADS zu beginnen. So können wir darauf hinwirken, dass er sich und andere Kinder nicht mehr gefährdet und seine Entwicklung in möglichst normale Wege geleitet wird. Ziel ist auch, dass er nicht in eine Sonderschule für Erziehungsschwierige eingeschult wird.

Eingesetzt wird niedrig dosiert Amphetaminsulfat in einer Zubereitung durch die Apotheke. Sofort ist eine Besserung zu erkennen und es wird sowohl der Verbleib im Kindergarten als auch später eine Regeleinschulung in die Grundschule erreicht. Stefans Entwicklung ist sehr erfreulich und muss lediglich in den ersten Grundschuljahren durch verhaltenstherapeutische Gruppenangebote zur Sozialkompetenz unterstützt werden. Medikamente nimmt Stefan bis zur 6. Klasse an der später besuchten Realschule (bei einem IQ von 119) ein. Ab Klasse 7 kommt er ohne Medikation zurecht, seinen Realschulabschluss schafft er ohne Probleme. Wir begleiten die Familie weiterhin mit Gesprächen. Als seine Eltern sich trennen, bleibt Stefan in seiner Entwicklung stabil. Auch dass die Mutter in eine schwere Depression abrutscht und der Vater ein Alkoholproblem entwickelt, wirft ihn nicht aus der Bahn.

Stefan stellt sich aus eigener Motivation mit 18 Jahren noch einmal bei mir in der Praxis vor und berichtet, in den vergangenen Jahren gut zurechtgekommen zu sein. Jetzt ist er im zweiten Ausbildungsjahr als Tischler. Mit den Arbeitstagen von bis zu zehn Stunden kommt er gut zurecht.

Doch wenn er an manchen Tagen im Anschluss an den Arbeitstag noch für die Berufsschule lernen muss, fehlt es ihm an Konzentration. Auch Berufsschularbeiten mit einer Dauer von über zwei Stunden bereiten ihm Schwierigkeiten.

Ich kann ihm zurückmelden, dass er meiner Meinung nach eine sehr reife Selbsteinschätzung entwickelt hat, die ihm viele Jahre lang eine gute Entwicklung ermöglicht hat. Eine Restsymptomatik des ursprünglich extremen ADS ist im Alltag nicht zu erkennen, nur in Ausnahmesituationen wird sie spürbar. Wir einigen uns darauf, dass er an den wenigen Tagen mit besonderer Konzentrationsanforderung ein kurzwirksames Medikament (unretardiertes Methylphenidat) einnimmt und ansonsten unbehandelt bleibt. Mit dieser Kurzintervention schließt Stefan seine Ausbildung gut ab und hat auch heute als Erwachsener keine Probleme mehr mit einer ADS-Symptomatik, unter der er und seine Umwelt so lange haben leiden müssen.

Informationen zum Autor

- Approbation Humanmedizin 1983
- Promotion 1984
- Assistenzarzt Innere Medizin, Ev. Krankenhaus Hamburg Alsterdorf 1983-1985
- Assistenzarzt Psychiatrie, Aufbauteam einer psychiatrischen Fachklinik 1985-1989, ZfP Herten
- Assistenzarzt Kinder- und Jugendpsychiatrie 1989-1992: St. Josefs Hospital Bochum, Univ.Klinik Essen, Vest. Kinderklinik Datteln
- Facharzt für Kinder- und Jugendpsychiatrie 1992
- Ärztlicher Psychotherapeut 1991
- Moderator ärztlicher Qualitätszirkel seit 1993
- leitender Investigator for clinical studies 1999
- Mitglied der Ethikkommission der Universität Münster
- Schiffsarztqualifikation
- Autor medizinischer Bücher
- Keynote Speaker zu Themen der Kinder- und Jugendpsychiatrie, Psychiatrie, Ethik, Gesundheit und Gesellschaft
- Beratender Arzt der KV Westfalen-Lippe (PharmPro®)
- Berater für qb-tech.se (2004-2014) – medizinische Konzentrationstestungen
- Berater für OPATUS.se – Mitentwicklung einer medizinischen App zur objektiven Messung von Konzentration, Ausdauer und Hyperaktivität seit 2014
- Leiter interdisziplinärer Qualitätszirkel im Netzwerk frühe Hilfen und im Rahmen der sozialpsychiatrischen Versorgung
- Gründer und Leiter des Kompetenznetzes ADHS Dorsten
- Kooperation mit Ausbildungsinstituten für KJP-Psychotherapie, systemische Therapie, Familientherapie
- Weiterbildungsermächtigung für zwei Jahre im Fach KJP/ Psychotherapie

Vorträge

1. Erfolgsaussichten der ambulanten Behandlung von Suchtkranken mit Apomorphin, Promotionsarbeit Universität Hamburg, Hamburg 1984
2. Was wird aus dem Zappelphilipp? ADHS bei Kindern und Erwachsenen, Vortragspräsentation 2003
3. Imipramin® – Ein alternatives Medikament in der ADHS-Behandlung, Vortragspräsentation 2009
4. Der Qb®-Test in der Differentialdiagnostik und Behandlung des ADHS, 2010
5. Neue Wege in Diagnostik und Therapie des ADHS, Vortrag 2015
6. Gilles de la Tourette Syndrom, Vortrag 2016
7. Mediensucht, Vortrag 2017
8. Legasthenie und Dyskalkulie – häufig zu früh diagnostiziert, Vortrag 2016
9. Workshop Intuniv® Kasuistiken Dr. med. Ralph Meyers, 2016
10. Guanfacine®, eine neue Option bei ADHS, Vortrag 2016
11. Hippokratischer Eid, Klinische Studien in Deutschland, Vortrag 2016
12. Autismus, Vortrag 2016
13. Die Bedeutung frühkindlicher Reflexe in der Kinder- und Jugendpsychiatrie, Vortrag 2016
14. A New Approach in Diagnostics And Therapy in ADHD, Präsentation Lissabon auf WFADHD-Kongress, 2018
15. Waiting for my clothes by Leanne O'Sullivan, Translation by Dr. Meyers, 2017
16. Hochbegabung und hohe Sensitivität, Präsentation 2018

17. Hypersenbilität oder Hypersensitivität – ein Begriffsklärung, Präsentation 2018
18. Hypothyreose in der kinder- und jugendpsychiatrischen Praxis, Präsentation 2018
19. Schreiben als Therapie, Präsentation 2018

Publikationen

1. ADS ist heilbar, GTVH, 2019, ISBN-13: 978-3579014753
2. (Über)Leben mit Reflexen – Band 1, KDP 12.20, ISBN-13: 979-8491068401
   (Über)Leben mit Reflexen – Band 2, RIP, ISBN-13: 979-8535058535
3. Live or die, KDP 03.21, ISBN-13: 979-8583766956
4. Reflexintegrationsprogramm (RIP) in (Über)Leben mit Reflexen Band 2, KDP 07.21, ISBN-13: 979-8486857089
5. Leben, Liebe, Leidenschaft, Gedichte und Bilder – Schreiben als Therapie – Band 1, KDP 07.21, ISBN-13: 979-8486882975
6. Leben, Liebe, Leidenschaft, Gedichte und Bilder – Schreiben als Therapie – Band 2, KDP 07.21, ISBN-13: 979-8481873053
7. ADHD is curable, e-book, KDP 1.2022, ASIN: B09Q25BK1T
8. AUTISMUS (ASS): Neues Verständnis des Störungsbildes, KDP, 05.08.22, ISBN 9798844176227
9. OPATUS CPTa: Neue Wege in präziser Diagnostik und Therapiebegleitung für optimierte Behandlungsergebnisse bei ADHS und anderen neuropsychiatrischen Erkrankungen, KDP, 16.08.22, ISBN 9798842567416

MIX
Papier | Fördert gute Waldnutzung
FSC® C106855
FSC www.fsc.org

Penguin Random House Verlagsgruppe FSC® N001967

4. Auflage, 2026

in der Penguin Random House Verlagsgruppe GmbH,
Neumarkter Straße 28, 81673 München
produktsicherheit@penguinrandomhouse.de
(Vorstehende Angaben sind zugleich
Pflichtinformationen nach GPSR.)

Konzept- und Textberatung sowie Grafiken auf den Seiten 17, 27 und 150:
Dr. Bettina Burchardt, www.bettina-burchardt.de
Druck und Bindung: Print Consult, München
ISBN 978-3-579-01475-3
www.gtvh.de